睡眠的技术

眠

如何让自己拥有
更优质的睡眠

陈欣湄 ———— 著

河北科学技术出版社

作品名称：《不吃药的一夜深睡眠法：权威医师教你利用 90 分钟修复原理
＋5 大摆脱失眠任务，让身体自动修护，排出坏情绪，天天睡好觉！》
作者：陈欣湄
中文简体字版©2019 年北京品雅文化有限公司
本书由厦门外图凌零图书策划有限公司代理，经台灣廣廈有聲圖書有限公
司授权，同意授权北京品雅文化有限公司中文简体字版权。非经书面同意，
不得以任何形式任意改编、转载。

著作权合同登记号：冀图登字 03-2019-233

图书在版编目（ＣＩＰ）数据

睡眠的技术 / 陈欣湄著．-- 石家庄 ：河北科学技
术出版社，2020.5

ISBN 978-7-5717-0310-3

Ⅰ．①睡… Ⅱ．①陈… Ⅲ．①睡眠－普及读物 Ⅳ.
① R338.63-49

中国版本图书馆 CIP 数据核字 (2020) 第 019020 号

睡眠的技术

SHUIMIAN DE JISHU

陈欣湄 著

出版发行	河北科学技术出版社	
地　　址	石家庄市友谊北大街 330 号 （ 邮编：050061）	
印　　刷	北京柯蓝博泰印务有限公司	
经　　销	新华书店	
开　　本	880×1280　　1/32	
印　　张	6.5	
字　　数	130 千字	
版　　次	2020 年 5 月第 1 版	
	2020 年 5 月第 1 次印刷	
定　　价	48.00 元	

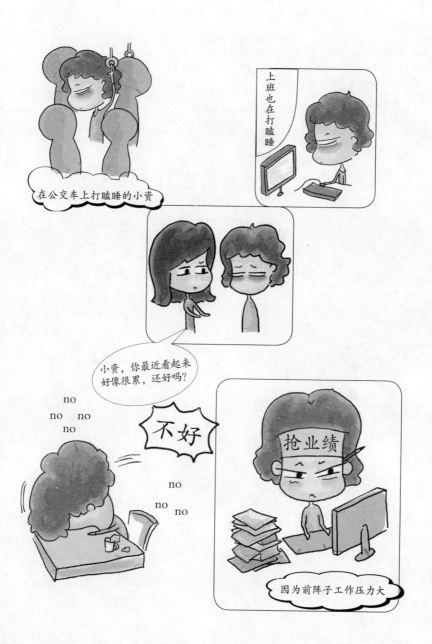

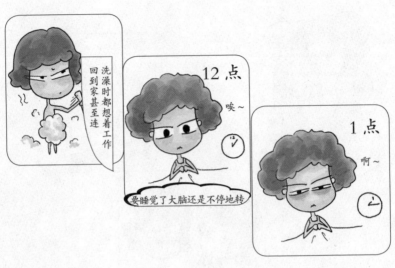

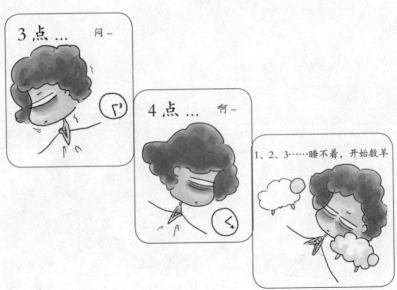

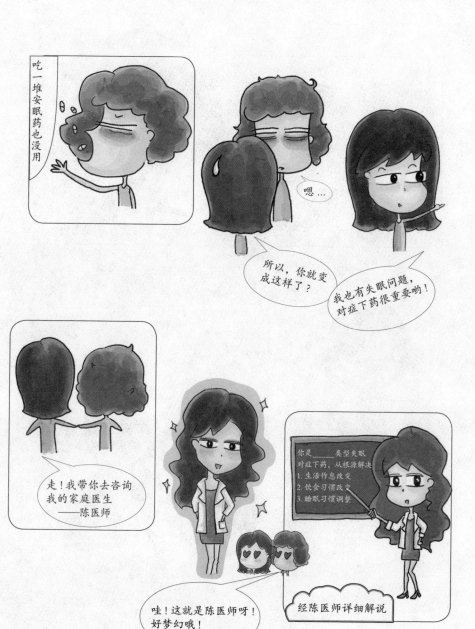

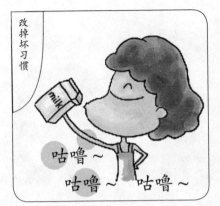

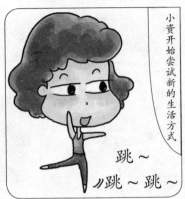

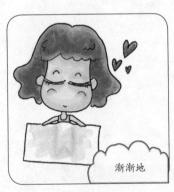

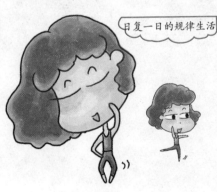

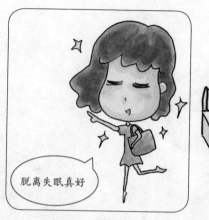

脱离失眠真好

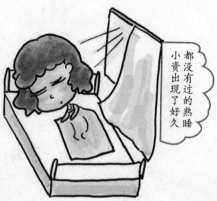

小资出现了好久都没有过的熟睡

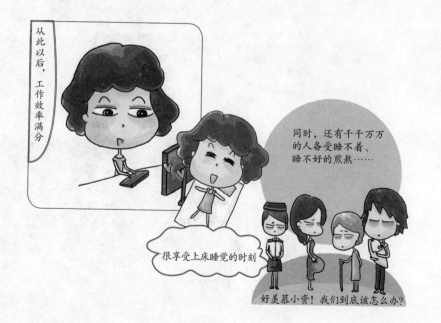

从此以后，工作效率满分

很享受上床睡觉的时刻

同时，还有千千万万的人备受睡不着、睡不好的煎熬……

好美慕小资！我们到底该怎么办？

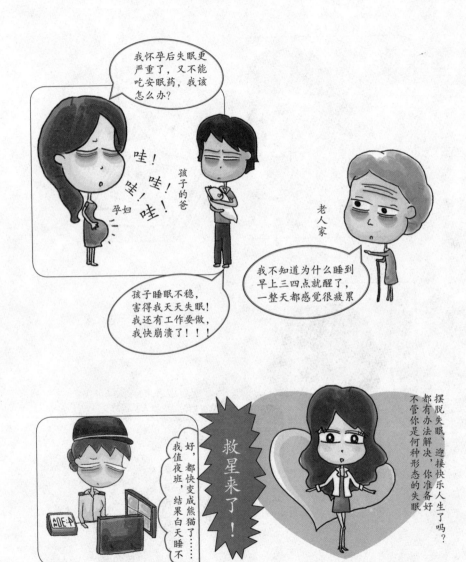

目录

让你不再"困"扰,
睡出免疫力,天天都有好体力!

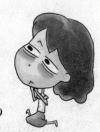

想睡好觉必读！
只要了解睡眠真相，就能一觉到天亮！

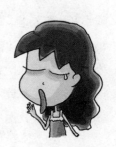

让你的睡眠，从黑白变彩色！
一觉到天亮的黄金小贴士！

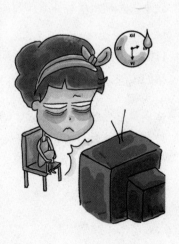

睡够不容易，睡好更困难！
各类人群睡好觉的关键秘诀！

吃对很重要，
别让垃圾食物偷走你的睡眠！

好眠食物：最日常的营养，就是你的最佳天然安眠药！ / 136

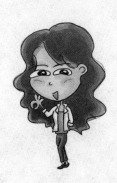

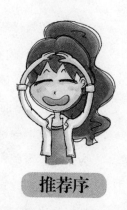

丢掉安眠药，大家一起来睡好觉

　　失眠可以说是现代人的文明病，睡不好的原因有很多，大多是因为工作、作业或家庭带来的压力或是睡前上网、看手机等习惯造成的，另外摄入过多的咖啡因、茶、可乐等刺激性的东西也会导致失眠。睡不好的情况普遍发生，大部分人却不把它当一回事，不及时咨询医生，从而导致失眠问题越来越严重。

　　其实，除了因为受身体上其他疾病或药物引起的次发性失眠，或者生命中突如其来的变故，如亲人过世等造成的情绪压力引起的失眠，需要较长的时间来治疗，其他大部分的睡眠问题可能都与生活习惯有关，例如：一般人睡不好时通常隔天精神差，工作效率也跟着受影响，为了恢复精神，就饮用提神饮品等来改善，结果到了夜晚再度失眠，如此形成恶性循环。或者因为熬夜加班习惯吃宵夜，睡前饮食不忌口，香辣食物、酒等通通进肚，加重肠胃负担，从而影响睡眠质量。

陈欣湄医师本着医者的仁心，又不失纯真可爱的赤子之心，为了让大家睡好觉，编撰了《睡眠的技术》一书，用轻松活泼、浅显易懂的方式，帮助大家夜夜好眠。书中不仅将有助睡眠的技巧详列出来，还讲述了睡眠与健康、疾病的关联性，让大家认识到睡眠的重要性。

这本书以图文结合形式来呈现，一改大家对健康类书籍沉闷无趣的刻板印象，绝对可以轻松地阅读，一边吸收知识，一边享受幽默的画风。不管你现在是否被失眠所困扰，我都推荐你阅读此书，将书中的建议活用于生活中，改掉你之前没发现的坏习惯，借由睡觉这件事来让身体变得更健康，生活也能更快乐！

家医科理事长　李孟智院长

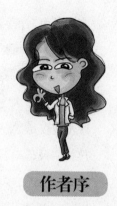

生活小改变，就能开启好眠人生

　　我是一名医师，因为工作性质需要值班，常常日夜颠倒，隔夜撑着疲倦的身体继续上班。在报告、上班、值班的无限轮回过程中，习惯要求完美的我，也因为无法承受这种巨大的压力，在长达半年的时间里，深受失眠之苦。这种失眠的挫折感，几乎快要让我患上了抑郁症！

　　失眠到底有多痛苦？我从来不怀疑病人给我的形容词："就像被困在一个壳子里，明明很累了，就是无法睡着""晚上一到就开始很焦虑""就像个按不下去的按钮""每天失眠都快要死了"……是的，你们给的形容词都对，我完全理解失眠给你们带来的巨大痛苦。因为以前的我也跟你们一样，明明隔天就要值班，那是个多么可怕又无法睡觉的日子，但我躺在床上却翻来覆去怎么也睡不着。有时候要参加医师考试或必须在医学会议上发表报告等等，却因为睡不好导致考试成绩不理想、报告不顺利……失眠不仅仅是"晚上睡不着觉"的问题而已，它还会合并许多情绪、挫折以及你对自我睡眠的不信任感，那种综合纠结的个中滋味，没有经历过的人，真的很难感同身受。

我本身是家庭医师，同时也是网络插画家，绘制内容大多是我在医院里的所见所闻，很多读者却告诉我说，我的画具有疗愈的特质。有一天我突然想到，自己除了医疗专业外，还能帮助大家什么？或许，我还能利用这一点小小的长处和兴趣，帮助大家更多地了解疾病，面对它、治疗它。于是，这本书就这样诞生了。我利用原本的医学知识，外加喜欢画画的兴趣，用最轻松幽默的疗愈画风为"失眠"注入轻松的元素。

为了治愈失眠，我自己就尝试过各种方法，也研读过许多资料，期盼找出有别于安眠药、镇定药物等治疗失眠的方式来助眠，而这些有效又安全的克服失眠的方法，我全部归纳在了这本新书里！书中有多篇讨论睡眠的专文，我尽力将晦涩难懂的医学内容转化成浅显易懂的文字，帮助大众更加了解"睡眠"。同时我也尽量从生活角度出发，让大家借由改善周边的环境、灯光、饮食、日常习惯、运动等开始做起，逐渐摆脱失眠的痛苦。书里搭配了许多我亲手绘制的插画，我坚持在自己门诊空当和不值班的夜晚，挤出仅剩的一点时间完成这些插画，就是期许自己的第一本著作可以成为你在"睡前可轻松阅读、进入梦乡"的床头书。

克服失眠并不困难，最重要的是"心理调适"。我在书中分享的每一项信息、每一个建议都具有一定的价值，只要你仔细阅读并将方法融入生活当中，你就会发现摆脱失眠困扰并没有那么难，晚上的睡觉时间慢慢会变成你开始期待的时刻。

如果你有机会翻阅这本书，我会说：赶快把它带回家吧！这是一本图文书、睡眠参考书，充满了人人都可用来提升睡眠质量的生活常识。就从下一页开始，让我们共同迈向永不失眠的快乐人生！

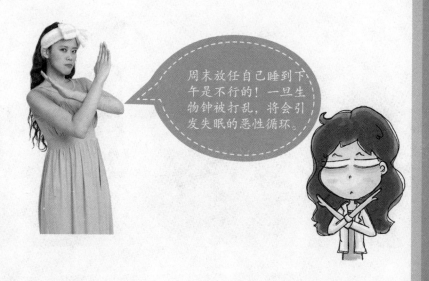

周末放任自己睡到下午是不行的！一旦生物钟被打乱，将会引发失眠的恶性循环。

误区①

平常睡眠不足，可以趁着周末一次补回来。

现代上班族压力大，必须经常熬夜、加班才能应付庞大的工作量，所以一到周末，就容易放任自己睡到下午，这种做法是"错误的"！假日的睡眠时间过长，会打乱原本的生物钟，导致平常上班、正常作息时，时差一时调不过来，反而引起上班前夕的失眠或失眠的恶性循环。想利用周末假日补觉，可以！但应控制睡眠时间，以"比平时睡觉时间增加 2～3 小时"为限。

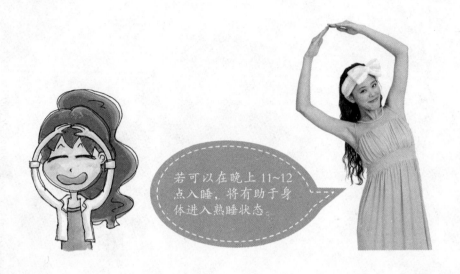

若可以在晚上 11~12 点入睡，将有助于身体进入熟睡状态。

误区②
睡不着时，一直躺在床上也没关系，都算是休息。

　　当就寝超过半小时还无法入睡时，多数人会强迫自己躺在床上，期待赶快入睡。但事实上，当"入睡时间被拉长"时，反而会让人开始烦恼："到底还要多久才能睡着？"从而增加紧张、焦虑的情绪以及挫折感，无法好好睡上一觉，还会引发相当不好的睡眠经验，容易成为"入睡困难"的失眠体质。"真正感觉有睡意时再躺到床上去"，这才是睡觉的法则。睡不着可先离开床铺，做些轻松的事情。如果在非睡眠时间觉得疲累，也可上床休息，但建议偶尔为之，且时间不超过 15 分钟，以免影响晚间睡眠。

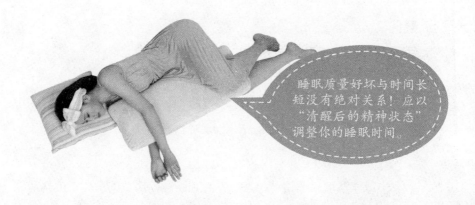

睡眠质量好坏与时间长短没有绝对关系！应以"清醒后的精神状态"调整你的睡眠时间。

疑问①

中医说晚上 11 点到第二天凌晨 3 点睡觉对身体好，所以在这之前一定要入睡，真的是这样吗？

　　中医确有依照时辰进行人体器官调养的说法。西方医学认为真正影响睡眠的，是体内"褪黑激素的浓度变化"。夜幕降临（约晚上 8 点）后，身体分泌褪黑激素的浓度开始上升，在晚上 11 点至第二天凌晨两三点浓度达到最高。当褪黑激素浓度上升时，会使人感受到睡意，自然寻求睡眠；随着白天来临，褪黑激素浓度下降，人就渐渐自然醒来。若在褪黑激素分泌最旺盛前睡觉（晚上 11 ~ 12 点），有助于你进入熟睡状态，睡眠质量的确会因此提升。

疑问②

每天是不是一定要睡够 8 小时才是正常的?

睡眠质量的好坏与睡觉时间长短的关系并不是绝对的!以一个成年人来说,每天睡 6 ~ 8 个小时是比较理想的,且最好以"90分钟的倍数"作为睡眠总时数。

应以"清醒后的精神状态"作为判断睡眠质量的指标,也就是白天的精神和注意力如何,有无打瞌睡。不过,假如你连睡 10个小时以上还觉得不够,那就表示你的睡眠状态或身体健康可能出了状况,应尽快寻求医生帮助!

疑问③

睡觉一直做梦,是不是代表睡得不好?

在睡眠周期中有一个浅层睡眠期(快速动眼期,称作REM),是人们睡觉时最容易做梦的阶段。大脑会利用这一做梦过程,将白天接收到的信息、知识进行重整,转化成记忆储存起来。越接近清醒,快速动眼期的频率会越高,即浅眠比例较高,睡眠质量也会下降。因此,如果你睡觉时感觉不停地做梦,有可能是睡眠质量比较不好。

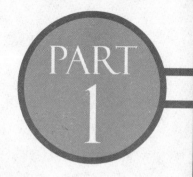

PART 1

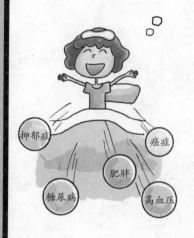

抑郁症　癌症　肥胖　糖尿病　高血压

让你不再"困"扰，睡出免疫力，天天都有好体力！

　　睡眠几乎占了我们一生中三分之一的时间，睡觉不单单可以消除疲劳，也是人体修复器官的黄金时刻。睡眠对健康的好处，甚至比吃得营养或运动更多！

　　有许多研究指出，很多疾病都跟"睡不好"有极高的关联性，但很多人仍对"长期失眠是一种慢性病"缺乏足够的认知，导致身心备受煎熬，连带的体质发生改变甚至疾病找上门。所以，拥有良好的睡眠质量，绝对是守护健康的第一道关卡！

睡不好，容易老，健康变糟糕

随着高压、竞争时代的来临，许多人的睡眠也因为工作、生活的巨大压力而被严重的剥夺，不但睡眠时间越来越少，压力性失眠的人数也逐渐上升。关于"睡眠质量"的议题，渐渐开始被高度重视。很多睡眠专家开始提出警告："长期睡眠不足的人，发生肥胖、糖尿病、高血压、中风、心脑血管疾病、抑郁症等等的概率比一般人高！"这些疾病目前有哪些数据与研究能证实呢？请继续往下看……

小心！ 睡不好，糖尿病容易找上门

慢性失眠对健康人而言，会增加患糖尿病的风险，而对于已经患有糖尿病的人来说，会让血糖的控制变得更加困难，甚至使病情加重！

Q：没患糖尿病的健康人，会增加患糖尿病的风险？

 研究这样说：

·发表于 2010 年 6 月的一项研究显示：未患糖尿病的人，当晚上没有睡好，隔天身体里"胰岛素阻抗性便会增加"。

·有失眠问题或睡觉时间少于 5 小时者，患糖尿病的概率是正常人的 2.95 倍。

·日本有项针对某电机公司的男性员工进行的调查，调查发现：有失眠症状的 2600 人当中，8 年后患糖尿病的人数是没有睡眠问题的人的 3 倍。

Q：已患糖尿病的人，会使病情更加严重？

研究这样说：

1. 美国芝加哥大学的 Kristen Knutson 博士及其研究团队在对 40 名糖尿病患者及 115 名对照组受试者的研究中发现，糖尿病患者人群里——

●出现睡眠中断（比方说因睡眠呼吸中止症导致）现象者：

○空腹血糖比平常增加 9%；

○空腹血中胰岛素浓度增加 30%。

●若有长期失眠问题者：

○空腹血糖增加 23%；

○空腹血中胰岛素增加 48%；

○胰岛素阻抗指数增加 82%。

2. 来自美国宾州的Alexandros.N.Vgontzas医师的研究指出：有糖尿病或高血压的失眠男性，其死亡率比正常人高出7倍！

 维多莉陈·小·总结：

未患糖尿病的失眠者，患糖尿病的概率会大幅度上升！患糖尿病又有失眠症状的人，因胰岛素阻抗将使糖尿病的控制变得更加困难！不论是否患有糖尿病，又或者明明吃了许多药物还是控制不了血糖的糖尿病人，赶快看看自己有没有睡眠的问题吧！改善睡眠质量对控制病情有很积极的作用哦！

Q 什么是胰岛素阻抗作用？

Dr. 维多莉陈来解答

简单来说，这是一个人是否会患糖尿病的主要原因。一旦发生胰岛素阻抗时，血糖没办法顺利进入细胞，导致身体必须分泌更多胰岛素来控制血液中的葡萄糖浓度，在胰岛细胞长期过度使用的情况下，胰岛细胞机能随之衰弱，胰岛素分泌量减少，甚至不分泌时就会引发血糖高、糖尿病。

你知道吗？ 睡眠质量差，血压就会跟着往上飙

研究这样说：

1.美国一项对 1741 名受试者进行的研究显示：

·晚上睡觉不满 5 小时或有失眠问题者，其罹患高血压的风险比睡觉超过 6 小时且无失眠、睡眠问题者高出 5 倍。

·晚上睡 5~6 小时，罹患高血压的风险比睡眠正常的人高出 3.5 倍。

2.日本有项针对大型通信公司男性员工进行的调查，调查发现：在 4800 名有失眠症状的人当中，4 年后罹患高血压的人数比一般人高出2倍。

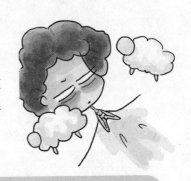

维多莉陈小总结：

过去曾有研究指出，美国人中有血压偏高问题的人群中，8%~10% 的人也有慢性失眠的问题，所以之后大家开始思考"慢性失眠"是否可能会引起高血压。无论研究结论说究竟概率将增加几倍，至少目前知道，好的睡眠质量对血压的控制有很大的帮助！

睡不好，患癌风险也增高

失眠真的会引发癌症吗？听到这里恐怕大家都会异口同声："有那么可怕吗？"但现今已有不少研究给出肯定答案：失眠的确有可能使患癌的概率上升！

研究这样说：

有项研究持续追踪近 6000 名 18 ~ 65 岁的美国女性长达 10 年，研究指出：经常运动，但每天晚上睡眠不到 7 小时者，患癌概率比正常睡眠的人高出 50%。运动较频繁的女性比起较少运动者，患癌概率低了 20%。结果意外发现：运动对身体的益处，竟比不上睡一个好觉！

维多莉陈小·总结：

虽然目前医学界没有研究能确切证实失眠与癌症有直接的关联性，但可以确定的是，拥有充足睡眠绝对是保持健康的不二法门！

睡得好，人生从此不再变黑白

有相当多的研究已证实：慢性失眠者未来被诊断出患有抑郁症的概率，远高于没有睡眠问题的人！

研究这样说：

1.有项针对25000名挪威成年人的研究，在追踪11年后发现：有慢性失眠问题的人，罹患焦虑症的比例偏高，原来就有焦虑症的，病情也会恶化。

2.美国关于失眠与抑郁的研究则指出：有抑郁症病史的失眠老人，在一年后依然失眠的概率，比起能正常睡觉的抑郁症患者高出17倍。没有忧郁症病史，却患慢性失眠的人比没有失眠的人患重度抑郁症的概率高出6倍。

维多莉陈小·总结：

抑郁症是一种情绪低落的表现，而失眠与情绪之间的关系密切。与其说失眠会造成抑郁症，不如说失眠是抑郁症可能出现的重要征兆。换言之，当你有慢性失眠的问题时，务必要注意自己最近的情绪是否常处于低落状态，有没有食欲不振，对任何人、事物都不感兴趣，甚至合并体重减轻的症状。失眠其实是一种警告，告诉你身心上也许都已出现问题，请记得在适当时刻寻求医生的帮助，或与亲友共同度过心情很悲伤的阶段。

每天睡好觉，代谢力提升，
就能轻松打造易瘦体质

肥胖竟然也跟睡不好有关？是的！以目前的研究结果来看，慢性失眠确实容易使人变胖。一旦失眠或睡眠不足的状态持续一周以上，健康人体中的内分泌作用就开始出现不一样的变化。

慢性失眠造成体内荷尔蒙紊乱

1. 生长激素分泌下降。

生长激素又称成长荷尔蒙，它不只与儿童、青少年的成长发育相关，还与我们身体的细胞，从骨骼、肌肉到各个器官有密切的联系，甚至对"身材是否纤细"也有重要影响！在慢性失眠的人当中，会发现其生长激素呈现下降的趋势。

生长激素到底有多重要？它能增加肌肉、减少脂肪。

·**增加肌肉**：生长激素能促进蛋白质的合成，因而可增加肌肉量，让我们的体型看起来健美，线条更匀称。

·**减少脂肪：**生长激素是促使脂肪细胞分解的关键因素，它能减少脂肪的堆积，有利于减肥及修饰体型。

2. 瘦体素减少。

瘦体素又称瘦体蛋白，它也是一种人体荷尔蒙，具有抑制食欲、增加热量消耗的双重作用。当我们体内的脂肪细胞吸收过多的卡路里时，会将瘦体素释放到血清里，告诉大脑："你已经吃饱了！"从而达到降低食欲、增加代谢的作用。而睡觉正是瘦体素分泌的重要时刻，慢性失眠者瘦体素的分泌也会因而下降。

3. 胰岛素阻抗作用产生。

前面讲过"睡眠与糖尿病"，胰岛素阻抗的增加将使血糖控

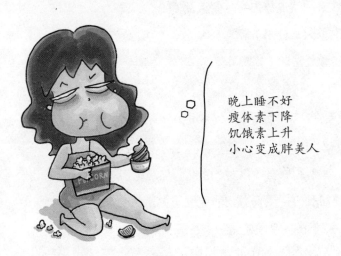

晚上睡不好
瘦体素下降
饥饿素上升
小心变成胖美人

制发生异常，导致血糖值上升，这样一来更不利于肌肉的吸收，反而使身体转换为脂肪储存起来。

 维多莉陈小·总结：

关于"睡眠不足是不是造成肥胖的重要原因"，现在仍有许许多多研究正在进行。但几乎可以确定的是：当你的失眠由短期变成慢性失眠，你的身体就容易比一般人变成易胖体质。所以，爱美的女生千万别熬夜，小心变成胖美人！

Dr. 维多莉陈故事分享

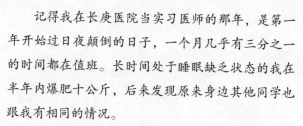

记得我在长庚医院当实习医师的那年，是第一年开始过日夜颠倒的日子，一个月几乎有三分之一的时间都在值班。长时间处于睡眠缺乏状态的我在半年内爆肥十公斤，后来发现原来身边其他同学也跟我有相同的情况。

之后大家仔细回忆那段岁月，原来当时我们都有食欲暴增的现象，常无法克制地狂吃。原以为是压力过大，但其实是身体的饥饿素在捣蛋，刺激了我们想吃东西的欲望！在这之后，我开始正视自己的睡眠，进行调整并控制食欲，才慢慢让自己恢复到正常身材。

想了解自己的睡眠出了什么问题，只要坚持写一至两周的睡眠日记，就能初步知道你有没有睡眠障碍以及需要对抗的扰眠因子有哪些。下表就是我为大家设计的日志，建议应在每天起床后，马上回想并写下前一晚的各项睡眠指标。越勤加记录，越能帮助你改善睡眠质量哟！

	我几点入睡	我花了多长时间睡着	一个晚上起床几次	我几点起床	总共的睡眠时间（起床－入睡时间－花了多长时间睡着）	黄金90分钟原理（勾选最接近的）
范例	12 pm	10 min	1 次	8 am	7.8hr	☐ 3hr ☐ 4.5hr ☐ 6hr ■ 7.5hr ☐ 9hr
星期一	___pm	___min	___次	___am	___hr	☐ 3hr ☐ 4.5hr ☐ 6hr ☐ 7.5hr ☐ 9hr
星期二	___pm	___min	___次	___am	___hr	☐ 3hr ☐ 4.5hr ☐ 6hr ☐ 7.5hr ☐ 9hr
星期三	___pm	___min	___次	___am	___hr	☐ 3hr ☐ 4.5hr ☐ 6hr ☐ 7.5hr ☐ 9hr
星期四	___pm	___min	___次	___am	___hr	☐ 3hr ☐ 4.5hr ☐ 6hr ☐ 7.5hr ☐ 9hr
星期五	___pm	___min	___次	___am	___hr	☐ 3hr ☐ 4.5hr ☐ 6hr ☐ 7.5hr ☐ 9hr
星期六	___pm	___min	___次	___am	___hr	☐ 3hr ☐ 4.5hr ☐ 6hr ☐ 7.5hr ☐ 9hr
星期日	___pm	___min	___次	___am	___hr	☐ 3hr ☐ 4.5hr ☐ 6hr ☐ 7.5hr ☐ 9hr

黄金90分钟是否达成	睡前两小时吃宵夜	晚餐吃的不健康食物	晚餐吃的健康食物	今天的压力来源	起床后有睡足的感觉	给今天的睡眠评分
■ 达成	□ 宵夜	■ 红肉 □ 麻辣 □ 酒精 ■ 含有咖啡因的食物	□ 牛奶 ■ 香蕉 □ 绿色蔬果 ■ 五谷根茎类 □ 深海鱼	作业、上课以及社团报告	□ 很足 ■ 普通 □ 觉得累	□ 太棒了 □ 很好 ■ 有改进空间 □ 失败
□ 达成	□ 宵夜	□ 红肉 □ 麻辣 □ 酒精 □ 含有咖啡因的食物	□ 牛奶 □ 香蕉 □ 绿色蔬果 □ 五谷根茎类 □ 深海鱼		□ 很足 □ 普通 □ 觉得累	□ 太棒了 □ 很好 □ 有改进空间 □ 失败
□ 达成	□ 宵夜	□ 红肉 □ 麻辣 □ 酒精 □ 含有咖啡因的食物	□ 牛奶 □ 香蕉 □ 绿色蔬果 □ 五谷根茎类 □ 深海鱼		□ 很足 □ 普通 □ 觉得累	□ 太棒了 □ 很好 □ 有改进空间 □ 失败
□ 达成	□ 宵夜	□ 红肉 □ 麻辣 □ 酒精 □ 含有咖啡因的食物	□ 牛奶 □ 香蕉 □ 绿色蔬果 □ 五谷根茎类 □ 深海鱼		□ 很足 □ 普通 □ 觉得累	□ 太棒了 □ 很好 □ 有改进空间 □ 失败
□ 达成	□ 宵夜	□ 红肉 □ 麻辣 □ 酒精 □ 含有咖啡因的食物	□ 牛奶 □ 香蕉 □ 绿色蔬果 □ 五谷根茎类 □ 深海鱼		□ 很足 □ 普通 □ 觉得累	□ 太棒了 □ 很好 □ 有改进空间 □ 失败
□ 达成	□ 宵夜	□ 红肉 □ 麻辣 □ 酒精 □ 含有咖啡因的食物	□ 牛奶 □ 香蕉 □ 绿色蔬果 □ 五谷根茎类 □ 深海鱼		□ 很足 □ 普通 □ 觉得累	□ 太棒了 □ 很好 □ 有改进空间 □ 失败
□ 达成	□ 宵夜	□ 红肉 □ 麻辣 □ 酒精 □ 含有咖啡因的食物	□ 牛奶 □ 香蕉 □ 绿色蔬果 □ 五谷根茎类 □ 深海鱼		□ 很足 □ 普通 □ 觉得累	□ 太棒了 □ 很好 □ 有改进空间 □ 失败
□ 达成	□ 宵夜	□ 红肉 □ 麻辣 □ 酒精 □ 含有咖啡因的食物	□ 牛奶 □ 香蕉 □ 绿色蔬果 □ 五谷根茎类 □ 深海鱼		□ 很足 □ 普通 □ 觉得累	□ 太棒了 □ 很好 □ 有改进空间 □ 失败

好睡、深眠的 3 大原则

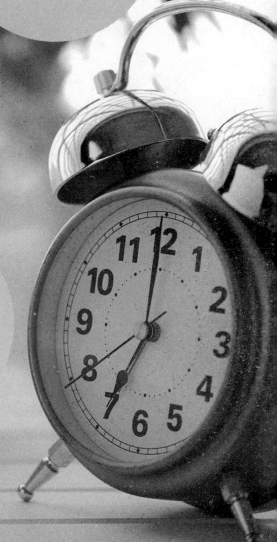

Step 1

了解失眠形态

睡不好一定有原因，可能是因情绪引发，也可能受疾病影响。想要摆脱失眠困扰，唯有正视自己的症状才是治疗的第一步。

Step 2

掌握黄金小贴士

睡出香甜好觉没有你想象中困难！跟着维多莉陈重新检视自己的生活，掌握九个小贴士，不论是谁都能摆脱失眠。

Step 3

多吃助眠食物

想要一觉到天亮，快丢掉错误的饮食习惯，将助眠食物加进菜单吧！选择好食物、吃对方法，就是没有任何副作用的安眠药。

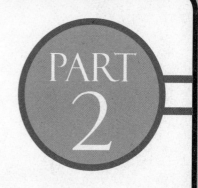

PART 2

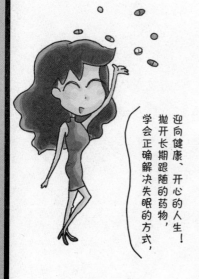

迎向健康、开心的人生！
抛开长期跟随的药物，
学会正确解决失眠的方式，

想睡好觉必读！只要了解睡眠真相，就能一觉到天亮！

　　失眠是一件相当痛苦的事情，加上心理障碍、外来压力等因素，失眠在不知不觉间中成为恶性循环，使人的身心都备受折磨。

　　其实，失眠并不可怕！可是，不积极面对的话，就会变成恼人的慢性病。早期干预，能减缓病情的恶化。找出适当的方法，改变错误的习惯，任何人都可轻松摆脱恼人的失眠！

算一下你的睡眠效率：

①上床就寝～早上起床时间共_____分钟；

②上床后到真正入睡花了_____分钟；

③中途醒来时间（喝水、上厕所都算）_____分钟，又花了_____分钟才再次睡着。

（①－②－③）÷①＝_____%

（若>80%，表示你的睡眠效率还不错！若<80%，就要注意你可能有失眠的问题！）

你是否也是失眠一族？

你到底有没有失眠问题？不妨利用以下简单的判断标准检查一下，若有任何一项，都说明你有失眠问题。

1. 在适当环境、有足够的睡眠时间下，却有入睡困难、难以持续及提早醒来的情况。

2. 通常在睡醒后，并没有感觉到精力得到恢复，我们统称为无恢复性睡眠。

身心科对失眠有比较完整且严格的定义，定义门槛较高，是因为必须决定是否需要"医学治疗"介入。倘若：

1.有入睡、维持睡眠上的困难，早醒或无恢复性睡眠状态已持续一个月以上的人。

2.其睡眠障碍（或伴随白天的疲倦）造成临床上明显的痛苦，已经严重影响生活（患者无法正常工作或正常作息）。

有以上两种情况时，千万不可掉以轻心，应及时就医。

 维多莉陈小·提醒：

失眠不像一般疾病，患者往往没有病识感。美国国家睡眠研究会发现，有1/4的病人认为自己的慢性失眠根本不值得一提，所以也未曾在就医时提出，仅有46%的病患曾因睡眠问题就医。因此，"正视失眠"其实是治疗失眠问题的重要开端！

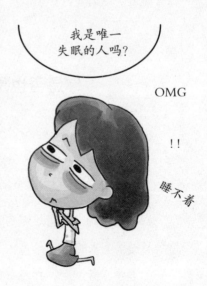

Q 我会不会是唯一失眠的人？

Dr. 维多莉陈来解答

跟你有相同困扰的人，远比你想象得要多！

根据国外研究统计：一年内曾有短期失眠困扰的成年人占 30% ~ 40%，有 10% ~ 15% 的人患有慢性失眠。其中，女性与老年人是比较容易患失眠的人群，他们通常较愿意因失眠问题而求医，找到根源并接受适当的治疗。相反，男性与年轻人却往往不会因失眠就医，长期被"睡不好"的问题困扰，甚至以饮酒、胡乱服用不明来历的安眠药助眠。久而久之，原本影响睡眠潜在的病灶没有得到治疗，反而变得更严重了！

所以，当你意识到自己可能有这种状况并产生困扰时，建议还是寻求医生的帮助吧！

冥想可让大脑释放帮助睡眠的 α 波，帮助睡眠，稳定心情，使人愉快！

睡眠其实是有层次的！

大脑是如何进行"睡觉"这件事的呢？

想知道自己到底睡得好不好，为何总是辗转反侧、睡不够，建议你先从"认识睡眠"开始！

相信吗？闭上眼睛，你的大脑就不一样了！有项研究发现：当眼睛呈现张开状态，脑波会发出一种高频率、低波长的"β波"，使人保持清醒、警觉。而当眼睛闭上时，大脑的波长会神奇地出现转变，脑波转换成"α波"，这是会诱导人体进入思睡期的脑波，全身会跟着放松，做好准备入眠的准备。

在我们从预备入睡到深层睡眠的整个过程中，大脑并非一成不变，也不是直接进入熟睡期。它其实像阶梯一般，"渐进式"地一层一层从浅层睡眠逐渐进入深层睡眠当中。

当浅层睡眠一步步往深层睡眠进行的过程中，如果有外界的声音、环境变化等干扰，那么本来要往下走的阶梯就会改往浅层睡眠的方向走。换言之，睡眠的质量（也就是深度睡眠占整体睡眠时间的比例），往往与整体睡眠的过程、环境、情绪、噪声、温度等多种因素有关。

接下来，让我们来了解一下完整的睡眠阶梯究竟是怎么运转的吧！如同刚刚所说的，我们的睡眠会由"准备睡觉的快速动眼期——浅层睡眠"进入"深层睡眠"，然后再渐渐地由"深层睡眠"爬向"浅层睡眠"，然后形成循环。

"入睡的阶段不同"，大脑是渐进式地进入深层睡眠状态

"REM（快速动眼期）→ NREM（非快速动眼期）→ REM"，这样的过程，我们称它是一个"睡眠周期循环"。

完成一个睡眠周期的时间大约是 90 分钟。再回到 REM（快速动眼期）时，人偶尔会清醒过来，这时可能会起来上个厕所，或只是翻个身，或紧接着进入下一个睡眠周期。在一个夜晚里，如此的循环可能会重复 4～6 次。

当睡眠被各种因素打断时，原本要往下一阶段进行的睡眠就

会停住，无法进入熟睡期。一整晚下来这种情况若频繁发生的话，睡眠的质量就会变得很差。片段式的睡眠就是造成你醒来后仍感觉没睡够，精神不济，白天注意力不集中的重要原因。

维多莉陈·小·提醒

虽然睡眠很重要，但也不是睡得越多越好，因为睡得越久，REM（快速动眼期）占的比例就越高，也就是浅睡期会变得较长，但深层睡眠却不会增多。

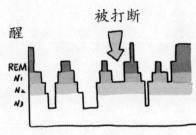

睡眠周期就像阶梯，一层一层进入深层睡眠，当睡眠被打断时，它就无法继续往深层睡眠走，从而停留在浅层睡眠，甚至在夜里醒来。

睡眠周期各阶段，身体跟大脑发生了哪些变化？

REM （快速动眼期）	Rapid Eye Movement · 在快速动眼期，脑波会变得很快，跟清醒时类似，甚至还要强烈一些。 · 这时身体肌肉是静止的，也是最放松的状态，心跳、呼吸则会出现不规则和上升现象。 · 这也是人的脑部非常活跃的时候，这时最容易产生梦境。一般认为做梦是大脑重新整合信息，将白天的情景转化成记忆的结果。
NREM （非快速动眼期）	Non-Rapid Eye Movement 分成三阶段：N1、N2、N3 N1——浅层睡眠期 · 脑波状态开始下降，心跳与呼吸都逐渐减缓。 N2——浅层睡眠期 · 此时肌肉活动减少，对外界发生的事几乎失去意识与知觉。 N3——深层睡眠期 · 大脑脑波会再次下降，这个阶段的睡眠深度最深。人很不容易被唤醒，呼吸、血压及心跳都会降至一天中的最低点，这个时期也是最容易发生说梦话、梦游、尿床等现象的阶段。

现在你知道了，即使睡眠在没有任何干扰的情况下，自己也会发展出深浅不同的层次。在了解睡眠有它的周期（90分钟为一个单位）后，你对"何时上床睡觉、何时清醒"会是你的最佳状态是不是更清楚了呢？

REM：即"快速动眼期"，这个时期大脑正在做梦和整理一天的信息，在此层睡眠的人，眼睛会快速转动。不相信吗？可以回家观察家人或身边的另一半哦！

你知道你是哪种类型的失眠者吗？一次搞懂！
失眠类型大剖析，让你这辈子不再失眠！

睡眠问题往往隐藏在健康人群中，比方说有些人根本不认为自己有失眠困扰，有些人却因为一次睡不好就紧张得要命。这都是因为失眠种类众多，而患者本身的主观意识不同的缘故。

站在客观的角度分析，失眠其实可以分出许多细项，在这里我则是依照"时间""形态"方式做区分。临床上医生也都是依据各种失眠类型给予患者适当的治疗方式。因此，当你更加了解自己的失眠类型时，就能揪出根源，找出解决对策，有效战胜失眠！

以时间区分失眠类型

依时间区分的最大目的，就是要确定病人是否为慢性（长期）失眠患者。很多有失眠问题的人，刚开始只因一两次的短暂睡眠障碍便要吃安眠药，久而久之会对安眠药形成依赖。其实只要仔细询问不难发现，原来他们是因为近期工作压力大、家里发生重大变故等，导致情绪低落、胡思乱想。像这样的失眠发生时间少于 1 个月，属于短暂或短期性失眠，要调整的是情绪，而非乱吃安眠药。

相反，有些人持续睡不好已超过 1 个月或是真正的慢性失眠者却没有寻求积极的解决与治疗的方法，从而使睡不好或失眠的情况越来越严重。此时请你一定要引起足够的重视，积极寻求解决与治疗的方法。接下来让我们一起来认识最常见的 3 种失眠的分类与特色。

1. 短暂性失眠。

■时间：少于 1 个星期。

■原因：过度紧张、压力、情绪低落或周遭环境突然变化导致，而某些急性病症和药物也会诱发失眠。

■解决对策：一般来说，这类患者可以察觉到让他们失眠的原因，不看医生在原则上没有关系，随着事件结束，自我调适即可改善。这种类型的失眠，每个人一生中或多或少都会经历，但如果反复发生的话则建议就医，以免因为未及时处理而变成慢性失眠。

2. 短期性失眠。

■时间：维持 1 个星期至 1 个月。

■原因：和短暂性失眠原因相似，只是压力事件往往较严重，包括离婚、丧偶、亲人去世、感情创伤等。此种失眠与压力、情绪有很高的关联性，需要较久的时间来平复。

■解决对策：通常这种类型的失眠需要时间来治愈，时间一久，病症便会跟着消失。有时则必须借助医生给予适当的睡眠建议或搭配适量药物辅助，对顺利度过此过渡阶段有不错的效果。

Q 我想不起来自己何时开始失眠，
该怎么判断是哪一种类型的失眠？
又该怎么处理？

Dr.维多莉陈来解答

大多数长期被失眠困扰的患者，在问诊的开头都不容易想起发生失眠的起始时间点。因为慢性失眠往往因一两次的短期失眠未能缓解，频率逐渐增加而形成的。不过，只要仔细追溯大约从哪段时间起就有睡不着的问题并仔细回想当时有无发生重大事件，通常都能找出失眠的根源并加以治疗！

3. 长期（慢性）失眠。

■时间：超过 1 个月。

■原因：一开始可能是因为身体、心理、环境等因素，若引发失眠的因素始终未能得到改善，或患者本身没有意识到并接受适当治疗，就会形成长期性的失眠。另外，也有可能是其他疾病或药物引起的次发性失眠症。而"怎样才能睡好"的担忧、焦虑感往往会使慢性失眠者的失眠更严重。

■解决对策：由于原因较复杂，患者多半已有数年甚至数十年的失眠病史，有时不易察觉潜在病因，必须通过专科医生仔细询问，患者善加告知后，才能有正确的诊断与治疗方针。

就医时，医生应尽量与失眠患者做好双方面的沟通，也就是"医师多问多了解，患者多说多坦诚"。失眠不只是身体上的煎熬，也会给人的心灵造成巨大的煎熬。所以，请将你的信息多提供给医生参考，有助快快找出病因，对症下药。

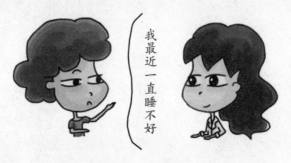

我最近一直睡不好

"医师多问多了解，患者多说多坦诚"

以失眠的形态区分

一般人会认为失眠都属于不易入睡的"入睡困难型"，但在层次上其实还包含"睡眠中断型"与"晨间早醒型"，后面这两种类型往往容易被忽略，很多患者也不认为它们应该被归类在失眠的范畴里。但这三种类型确实都会对睡眠质量造成影响，导致白天一直想睡觉或总是感觉睡不够。

1. 入睡困难型。

■症状：通常是指上床超过 30 分钟仍无法入睡者，甚至长期有入睡困难情况的人常会反映：才刚躺床上就知道自己今天又睡不着了！

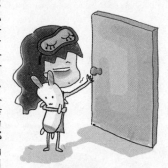

你无法打开可以入睡的那扇门入睡困难就像一道锁上的门

■原因：一般发生在容易紧张、焦虑的人身上，或最近有重大事件，如考试、交报告、家中有繁重事务需要处理等，导致思虑过多，或由身体其他地方不舒服而引起。

■解决对策：通常需要找出情绪上的困扰，或将身体其他地方的病痛排除，若效果不佳再考虑搭配短效帮助入睡的安眠药物使用。

2. 睡眠中断型。

■症状：在入睡方面没有困难，可以顺利睡着，但睡觉过程中却处在不安稳的浅睡状态，例如因为一些小声响或上厕所而不断醒来，醒了以后就难以再次睡着。

■原因：无论是男性还是女性，都要注意是否有引起尿频的相关疾病，如男性年长者的前列腺肥大及女性泌尿系统感染、子宫下垂等疾病。另外，患有抑郁症的人大多也属于这一浅眠类型。

■解决对策：首先，一定要通过其他专科医生先解决干扰睡眠的上述疾病。而健康的人一晚上起来如厕两次以上的话，在睡前1小时应注意减少水分摄取。

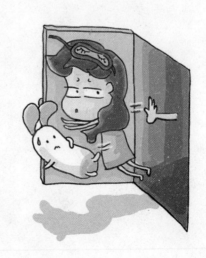

睡眠中断是中途因某些原因醒来却再也无法入睡，就好像被丢出睡觉的那扇门

3. 晨间清醒型。

■症状：没有入睡困难的问题，睡眠中也不会因为尿频或浅眠而被打断，但此类型的失眠者睡眠时间是非常短的，甚至不到4小时，或者会比预定起床的时间提前2～3小时醒来，比方说晚上11点睡着，半夜3点醒来，然后就再也睡不着了。

■原因：随着年龄增长，发生晨间清醒的可能性也就变得越大。

■解决对策：年长的人原本就会比年轻人平均睡眠的时间短，建议把原本设定的就寝时间往后挪，例如，原来10点入睡，往后延1～2小时再睡，才不会因为醒来后发现时间太早而增加挫折感。另外，要避免白天睡觉过多的情况，日间睡眠太多，夜晚也容易少眠。

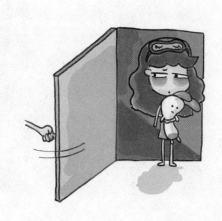

晨间清醒型就像原本在预计时间起床，却提早被人强迫打开睡梦的那扇门，提早离开温暖舒服的好梦

睡不好有原因，追根究底才能告别失眠！

前面提到，要解决长期失眠的问题必须找出让你睡不好的根源。接下来，我为大家整理出包括环境、生活作息、饮食习惯等临床上常见的 7 种引起失眠的因素，各位不妨一一检视一下，回想在你失眠前后究竟是哪些因素扰乱了你的睡眠！

1. 环境因素：如噪声、温度、光线等都会影响睡眠的质与量，这是造成失眠的关键因素。至于如何构建一个"好眠环境"，在本书第三章，你可以更清楚地了解。

2. 生理时钟的改变：这是指昼夜颠倒的作息，例如，从事日夜交替值班的工作，或是航空人员长期飞行不得不顺应时差的改变等。

茶类：乌龙茶、绿茶、红茶　　巧克力

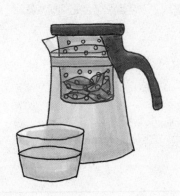

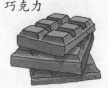

含有咖啡因的食物大集合！！

咖啡

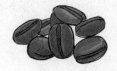

3. 食物引起：摄取含有咖啡因的食物或饮料，如帮助提神的咖啡、茶、可乐等，以及吃过多的红肉和辛辣的食物。

4. 药物引起：包含酒精、兴奋剂的部分成药，因含有使人亢奋的成分，因此引发失眠。

5. 身体疾病：例如头痛、牙疼、气喘等疾病与身体不适都可能引发失眠，尤其是引发剧烈疼痛的疾病，更容易让人睡眠质量变差，甚至难以入眠。

睡眠过程中发生的"隐藏"疾病，也会让你睡不着：

■会使人呼吸不顺畅、睡觉时打鼾的"睡眠呼吸中止症"。

■胃食道逆流：有些人本身胃酸分泌较多，晚上又因吃了过量的食物如甜食、含咖啡因食物，刺激胃酸分泌，使胃食道逆流情况加重，引起胸口灼热、咳嗽等症状，让人在睡梦中因为不舒服而醒来。

所有让你的身体感到不舒服的症状，都会影响睡眠质量。只要寻求专科医生祛除根本病因，避免病情持续恶化，睡眠状态就可能因此好转。

6. 心理因素：无论哪一个年龄层的人都可能因心理状态不佳而失眠，例如：

■老人最常见的是因情绪悲伤、心神不安。

■年轻人则可能是因烦恼、担忧（事业、课业），也有人是因为过于兴奋等。

在情绪过度起伏下睡觉，往往伴随而来的就是"睡不好"的问题。如果你是属于短期失眠或最近才有失眠现象的人，一定要想想看近来是否有令你烦心、牵挂或感到压力、痛苦的事件，尤其到了晚上就容易特别烦恼、产生联想、胡思乱想的事情。

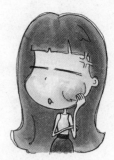

身体不舒服时，很容易造成失眠

7. 精神疾病：抑郁症、精神官能症、适应障碍、重大的精神疾病，有时患者难以察觉自己患病，但却常以失眠作为表现方式（特别是抑郁症）。当发现自己睡不好的情形已经发生一阵子，而且合并情绪异常低落，对任何事物提不起兴趣的状况时，务必寻求心理医生的帮助，正确诊断，才能得到适当的治疗。

维多莉陈·小·提醒

失眠不像一般疾病，患者往往没有病识感，有 1/4 的患者认为自己的慢性失眠根本不值得一提，其实，"正视失眠"，是治疗失眠问题的重要开端，要了解自己的问题才能找出根本原因，并加以治疗！

搞懂 3 大失眠类型

1

入睡困难型

通常是指上床超过 30 分钟仍无法入睡者。一般发生在容易紧张、焦虑的人身上，或最近有重大事件，如考试、家中有繁重事务需处理，导致思虑过多。

★ **解决对策：需要找出情绪上的困扰，或将身体的病痛排除。**

2

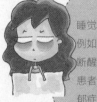

睡眠中断型

睡觉过程中处在不安稳的浅睡状态，例如，因为一些小声响或上厕所而不断醒来，醒了以后就难以再次睡着。患者可能有尿频的相关疾病，或者忧郁症状。

★ **解决对策：须要透过专科医师先解决干扰睡眠的疾病。**

3

晨间清醒型

此类型的失眠者睡眠时间是非常短的，甚至不到 4 小时；或者会比预定起床的时间提前 2 ~ 3 小时醒来。一般而言，随着年龄增长，发生晨间清醒的可能性也越高。

★ **解决对策：建议把原本设定就寝的时间往后挪，并避免白天睡觉过多的情况。**

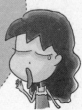

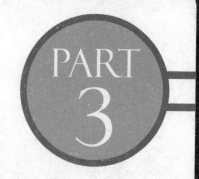

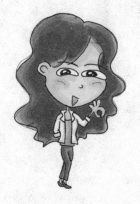

让你的睡眠，从黑白变彩色！一觉到天亮的黄金小贴士！

拼命地数羊，翻来又覆去，还是睡不着？

睡不够、睡不好，醒来后还是感觉浑身疲累。

你是不是也有同样的睡眠烦恼？

究竟该做些什么才能睡个香甜好觉？

维多莉陈的私房 9 步骤大公开，

让我们一起来检视你的生活，

简单改变生活小习惯，花一点点时间，

你可以获得的会比想象得更多！

准备好了吗？现在就跟我一起翻开下一页，

朝梦幻的深层睡眠迈进吧！

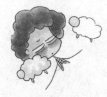

建立"睡眠—清醒周期规律"

古人没有时钟，却仍能过着"日出而作，日落而息"的生活，靠的就是我们体内的"生物钟"。

因为受到这座生物钟的调控，身体才能顺应环境的周期变化进行有规律的生活作息，知道天亮暖和了，要起床；当太阳下山，周遭环境变得有点冷时就要上床睡觉。尽管后来电的发明改变了一些生活方式，或者是外界发生了变动，生物钟也能渐渐地在你的身体找到一个规律的周期。

举例来说，当你从一个完全不同时区的国家旅游后回国，你可能会在白天拼命打瞌睡，到了晚上却精神奕奕，这时只要你赶快调整自己回到原本的作息，通常几天后就能恢复正常的生活。

生物钟会让大脑在周期中的睡眠时间快到时自然释放出"想睡觉"的信号，让你顺利地进入睡眠。规律的周期应该

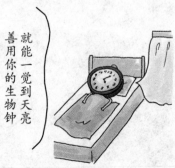

就能一觉到天亮 善用你的生物钟

是"在应该睡觉的时间就寝，在该起床时立刻下床活动"，但要是你三天两头改变这个自然周期，在身体本来想睡的时候熬夜，在不想睡时硬是躺在床上强迫自己睡觉，这会让你的睡眠周期不知所措，感到混乱。

所以，每天尽量在同一时间就寝及醒来，这种固定的作息模式能让身体机制自然而然地配合睡眠做自我调节，对快速进入较深层的睡眠，整晚熟睡有很大的帮助。

维多莉陈小·提醒

很多人认为只要在平常进行规律的睡眠就行了，周末和节假日就是用来尽情休息挥霍的，所以熬上一整夜玩手机游戏、追剧或进行其他的娱乐活动，等到天快亮了才睡觉，结果打破了规律，代价是一切必须重新再来。

切记！这个规律睡眠是一年 365 天不放假的！

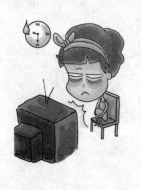

熬夜也要把韩剧追完！反正今天是星期六，

Q 我最近都加班到很晚，

好不容易等到休息日，

难道早上就不能赖一下床吗？

Dr. 维多莉陈来解答

　　当然是可以的！我所说的规律性，是希望在你可接受的范围内去实践，不要让"晚睡、晚起"变成一种习惯。但遇到特殊情况时，还是要以你的工作、生活形态为主，并不是要求大家像苦行僧一样严格遵守，毫无弹性。就我自己而言，偶尔也会碰到值夜班的时候，所以非常了解调整睡眠的辛苦。

　　偶尔几次晚睡、晚起或脱离平日规律轨道的状况，原则上都没有关系。重点是要听从"身体的声音"，当它告诉你没有睡够，很累时，就代表要休息了！所以在合理的时间内进行适当休息是必需的。但是，之后的睡眠时间还是要调整到原来的状态哟！

找出最适合你的睡眠时长：掌握 90 分钟黄金原理

一般来说，建议最适当的睡眠时长是 6 ~ 8 小时。超过 8 个小时或少于 6 个小时的睡眠都容易造成身体过度疲累或感觉睡眠不足。有研究表明：长时间睡不够 6 个小时的人，比较容易肥胖，患高血压、糖尿病的风险也会增加，甚至会缩短寿命等。

到底一天要睡多久才够？由于每个人的情况不同，需要的睡眠时间也不会完全一样，建议你参考"90 分钟黄金原理"！有研究表明：人体最适合的睡眠时间，可以以"90 分钟的倍数"计算，也就是我们在第二章里讲到的"睡眠周期理论"。假设人体所需的最短睡眠时间为 6 小时，那么下一个完整的睡眠周期与最适当的时间就会是 7.5 小时（因一个周期为 90 分钟，也就是一个半小时，以此类推）。通过统计，研究者认为：在这样的

黄金 90 分钟
4.5 小时、6 小时、7.5 小时、
按照黄金时间睡觉
睡的少一样有好精神！

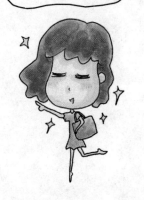

睡眠时间后起床的人往往会有睡够的感觉，而且精神也会特别好，一整天的工作效率因此提高许多。

相反，假如你因特殊情况需要熬夜的话，最好也以 90 分钟为单位递减。例如，平常要睡 6 小时的人减至只睡 4.5 小时，这也是为何有人提倡"睡四个半小时的黄金睡眠"口号的原因了。这样解释，相信大家应该都很清楚自己需要多长时间的睡眠了吧！

维多莉陈·小·提醒

按照"90 分钟黄金原理"计算起床时间，为何仍有没睡够的感觉呢？要注意，你需要加上"入睡时间"。

以我自己为例，因为工作原因，平常时间比较紧，只能睡 6 个小时，但我需要的入睡时间为 30 分钟。当我在深夜 12 点睡觉时，则需将闹钟设在 6 小时加 0.5 小时后，也就是早上 6 点半起床，才能确保能睡够 6 个小时。

Q 我每天的睡眠时间都超过 8 个小时，

但还是觉得睡不够，怎么办？

Dr. 维多莉陈来解答

一般睡眠时间建议为 6 ~ 8 小时，但当你的睡眠时间远大于建议值时，白天却依然哈欠连天，打瞌睡，感觉疲累，你很有可能已经患上"呼吸中止症"！要知道自己是否患上"呼吸中止症"，可检查有无以下症状：

① 睡觉时，另一半或家人总是听到你的鼾声如雷，吵得他们都无法入睡；

② 在睡眠过程中，你经常因难以呼吸导致睡眠中止或在睡梦中惊醒；

③ 白天常常打瞌睡，精神不济，无法专心做事。

若有以上类似症状，就要考虑自己可能已经患上"呼吸中止症"，建议就医做进一步检查和治疗。

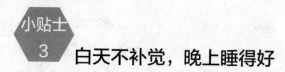

小贴士 3

白天不补觉，晚上睡得好

在小贴士 1 "建立'睡眠——清醒周期规律'"中，提醒大家无论平常还是周末都应该顺应生物钟正常睡觉、起床。至于另一个普遍存在的睡眠习惯——白天补觉，是否有利于一天的精神补充呢？

有些人是认为一天应睡满 6～8 个小时，但是晚上只睡了 4 个小时，然后白天再补睡 2 或 4 个小时，凑足 6 或 8 个小时，然而这样就能达到睡眠效果吗？这种"补偿"的观念可是完全错误的哟！

白天，身体缺乏褪黑激素的分泌，所以白天睡觉会处在浅眠的状态。褪黑激素被发现是一种有助于人在睡觉时增加睡眠深度与稳定度的物质。之前曾针对时差问题大的空乘人员做过一项研究：给受试的空乘员服用褪黑激素，发现可以有效地调整时差问题，并使睡眠的深度加强、加深，减少浅眠状况。

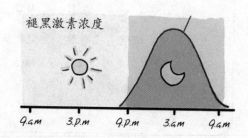

褪黑激素浓度

9.a.m　3.p.m　9.p.m　3.a.m　9.a.m

当你经常在大白天睡觉，由于缺少褪黑激素的催化，睡眠往往处在一种浅眠的状态，你不但容易被周围的声响吵醒，也会越睡越累！别人可能睡 6 个小时就能睡够，你却需要睡到 9 个小时甚至更久。到了晚上，即使身体感到非常疲累，但因为生理周期已经被你搞乱了，你也就很难再好好睡了！

Q 有时候上班到午休时间会特别想睡觉，
到底能不能午睡呢？

Dr. 维多莉陈来解答

小睡片刻是可以的哟！中午想睡觉是因为刚吃饱饭，血液流到胃肠道消化所致。感觉想睡觉时别硬撑，但建议小憩 15 分钟就足够，千万不要睡太久，使精神可以维持到下午的工作状态即可。

维多莉陈·小·提醒

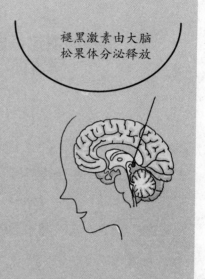

褪黑激素由大脑
松果体分泌释放

睡眠的神秘推手——褪黑激素 (melatonin)，是由大脑松果体分泌的一种荷尔蒙，在接近睡眠时 (夜间) 开始分泌，于半夜达到高峰，等到天亮了，浓度便会慢慢降低。它不只有助于稳定睡眠，还能调整时差、缓解压力、美白、延缓衰老，预防阿尔茨海默病、心脏病、糖尿病、白内障，甚至有研究发现也许可以治疗癌症。

研究表明：晚上入睡后褪黑激素在血液中的浓度是白天的10倍。若你晚上是清醒的，那就无法刺激褪黑激素的分泌，它的浓度就会降低很多。换言之，长期晚上不睡觉，甚至到早上才睡觉的夜猫子，无形之中可能会严重缺乏这种好的荷尔蒙。

小贴士 4 清醒时请这样做：远离床、打开窗、早餐饱、多运动

除了睡眠时间、睡觉前，我们可以做些什么来改善睡眠外，其实夜晚的睡眠也深受白天日常活动的影响。为了唤醒身体里的自动闹铃，当你在早晨醒来时，请跟着下面的方法一起做！

远离床：到了起床时间不要赖床

这是很多失眠患者常犯的错误！一夜难眠后，次日早晨残忍的闹钟嗡嗡地把你叫醒时，因为觉得晚上没睡好，感觉很累，所以心中想着：至少躺在床上也好。或者趁着周末或节假日可以休息时，迟迟不愿离开温暖的被窝。若有以上习惯时，你要小心！因为你很可能已经是失眠的高危人群了。

首先，赖床是效益最低的一种睡眠形态。

赖床，是介于忽睡忽醒间的睡眠模式，比方说经常按下闹钟后继续睡，或者一直纠结于"要不要起床"。这种睡眠属于多梦时期的睡眠（第二章提到的 REM 睡眠），甚至称不上是浅层睡眠，而是预备睡眠前的状态。人体会被困在长期做梦的环境中而不觉

得睡眠浅，反而觉得睡了很久。但这种睡眠质量，可想而知是很差的。

其次，赖床照样会影响你的生物钟。

赖床还被视为一种打乱生物钟的睡眠习惯，所以早上起床后要尽快离开床铺，别让赖床影响到你接下来好几天的睡眠质量。

打开窗：打开窗户，用阳光迎接美好的早晨

一早起床打开窗户，晒晒太阳，有助于我们身体每个器官的苏醒！阳光不仅对身体里许多维生素、营养素的合成有很大帮助，对合成相关睡眠的荷尔蒙也有很大的帮助。

阳光会促进身体合成血清素 (serotonin)，它也是一种让心情愉快、稳定的好的荷尔蒙（参阅第五章）。它在白天主要担负了控制正肾上腺素和多巴胺的任务，同时有助大脑保持精神的稳定，让人可以处于清醒的状态。到了晚上则促成褪黑激素的大量合成，使我们更快地进入睡眠。

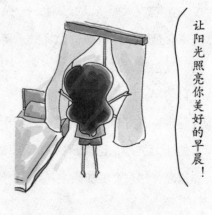

让阳光照亮你美好的早晨！

换言之，晒太阳除了对白天一整天的活力有加分作用外，也有助于夜晚睡眠质量的提高。

维多莉陈小·提醒

基本建议，一天至少晒 30 分钟太阳，时间最好选择早晨 6 点到上午 10 点及下午 4～5 点。

特别不建议在紫外线正强的上午 11 点到下午 3 点的这段时间接受日晒，因为此时的紫外线容易对皮肤造成伤害（甚至可能导致皮肤的癌变），最理想的时间是太阳光较柔和、对皮肤产生的伤害也较轻微的早晨或下午。

早餐饱：营养的早餐是一天活力的来源

尤其在失眠后的早晨，一顿元气早餐是阻断这种恶性循环的最佳方法。我强烈建议前一天熬夜或失眠的次日清早，一定要吃顿营养早餐，而且越丰盛越好！除了有助于启动一整天的活力之外，也能帮助大脑思绪更加清晰，注意力更加集中。

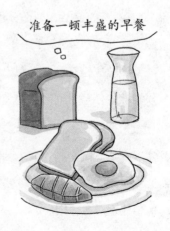
准备一顿丰盛的早餐

建议你这样吃：

好的碳水化合物——一份五谷根茎类，如稀饭、馒头、土司等。

优质蛋白质——搭配一份优质蛋白质食物，如水煮蛋、牛奶或金枪鱼这类低胆固醇的鱼类。

B 族维生素——以一份含有 B 族维生素的水果、燕麦奶等结束。

如果没办法准备丰盛的早餐，至少应用一颗 B 族维生素综合维生素、茶叶蛋或一杯牛奶，来开展你的一天！

多运动：简单伸展操，唤醒沉睡的身体

最适合身体运动的时间是早上的 6 ~ 8 点，时长以 30 分钟为最佳。这段时间里，身体器官正从休息状态中慢慢醒过来，做一些温和且不伤害器官的拉筋操或有氧运动，比如小慢跑、床上踩空中脚踏车等就可以活络全身器官的机能。若能做到感觉身体微热、略微发汗最好！

三分钟黄金拉筋操

如果你是个忙碌的上班族，没有那么多时间可以运动，那么维多莉陈在这里设计了 3 分钟拉筋操，一样有舒展肢体的作用哦！

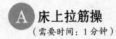

A 床上拉筋操
（需要时间：1 分钟）

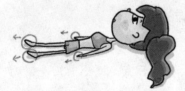

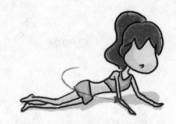

起床前不急着起来，双手双脚往远端伸展。

起床时，注意不要直接起身，容易伤害腰椎，侧转再起身为佳。

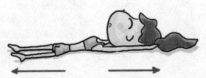

双手向上（放耳边），往远端伸展。

B 站立拉筋操
（需要时间：1分半钟）

1 保持微笑，以愉快的心情开始做动作。双脚打开与肩同宽，脚尖往外转约45度，后背挺直身体勿前倾，保持自然。

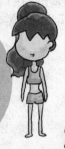

2 手掌相对，双手慢慢往上举直，十指张开，膝盖不要弯曲，脚跟勿抬起。

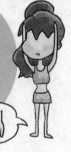

3 接着将身体左右侧弯稍做停留伸展并放松背部的肌肉，每次停留3~5次呼吸。

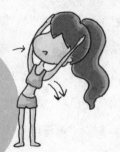

小贴士 5
让身体重新找回想睡的感觉
——入睡清醒关键 15 分钟

失眠的人往往躺在床上翻来覆去，最痛苦的是明明很想睡，却怎么都睡不着，内心一直呐喊，而且次数越来越频繁，甚至每到上床睡觉前就开始害怕这种情景重复上演。这是一种反复体验某种痛苦经验所造成的心理反射。

一位美国学者做过一项著名的研究，他让一名原本不害怕动物的婴儿在看到小白鼠的同时也听到巨大声响，这样重复多次后，发现婴儿只要看到小白鼠就会害怕，甚至被吓得大哭。这样的害怕延伸到他看到其他毛茸茸的动物，都会出现类似的异常害怕反应。

以上现象也可以用"一朝被蛇咬，十年怕井绳"来形容，我们发现，在失眠者的身上也会出现相同的心理效应。当失眠的人连续好几天都睡不着时，会将难以入睡的恐惧感、挫折感与床做联想。即使身体已经很累，想睡觉了，但在看见床时，对于失眠与床联结出来的痛苦感觉已经远大于想睡觉的睡意，于是躺在床上时，人反而更加清醒了。

已有多项失眠研究证实这个正向疗效：想要摆脱失眠，必须从另一种相反的联结反应——正向好眠经验来进行，降低与睡眠相关联的焦虑感联结，从心理克服对失眠的恐惧。

究竟该如何打破错误的失眠循环，导向正向循环呢？请跟着我这样做！

让大脑将床与工作的联想分开来

很多作息混乱的人，最大的共同点就是待在卧室里的时间太长，除了睡觉以外，读书、吃饭、上网等都在同一个房间进行。如果房间狭小，空气又不流通的话，整个人就会呈现一副昏昏欲睡、活力欠缺的模样。

卧室与床只适合用来睡觉、休息，其他时间不应待在床上或卧室里。即使你是租屋一族，只有一间小房间可用，也应该在起床后走出房间，从事其他活动，最好还能出门晒晒太阳！

或者，你可以在房间内利用屏风、柜子做出简便隔间，让床仅作为睡眠之用。这样，大脑就会将床与休息、睡眠联结在一起，而不至于打乱你的生物钟了。

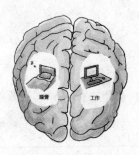

让大脑习惯在不同的空间做不同的事情

睡不着就起床

研究发现，当你躺在床上超过 15～20 分钟都没办法入眠，那么接下来不管你再怎么继续躺着，可能都没办法睡着了，"入睡清醒关键 15 分钟"的概念即是由此而来。大家不妨运用这个概念评估自己的睡眠状况，也就是从你夜晚躺在床上开始算起，超过 15 分钟还睡不着的话，那么就干脆一点，直接离开床铺！

宁可继续待在床上，也不起来活动，抱着"可能再躺一下就睡着了"这种对睡眠坚持的成见，无法开启好的睡眠，建议你抛开以往的错误观念吧！此时应起身做点事情，并选择以静态为主的活动，直到真正有睡意时再回床上睡觉。

另外，活动的同时最好不要一直看时钟、手表，避免因看到时间越来越晚却不能入睡，导致自己更加焦虑。

这样的训练刚开始可能不会见到明显的效果，但请不要放弃，多试几次。假如晚上试了一次还没办法睡着，就再爬起来，继续进行一些静态、放松的活动。

身体需要被调教！必须经过多次训练，才能逐渐形成一种稳定的模式。当你耐心地持续如此的循环，身体便会告诉自己"现在需要睡觉，早上需要保持清醒"，从而自然而然地启动保护模式，找到正向睡意！越怕失眠，越容易失眠！利用这个正向循环即可有助大脑建立睡意，让身体自动发出"想休息"的信号，不需要再强迫自己入睡！

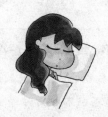

顺其自然地就寝睡觉

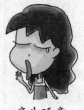

产生睡意

入睡清醒关键 15 分钟

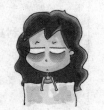

躺在床上睡不着时

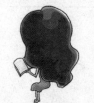

起身做些静态活动

Q 睡不着时可以从事的静态活动有哪些？

Dr. 维多莉陈来解答

指能够让你感到放松的活动，也就是在活动之后不会有越来越清醒的感觉，而且不管何时停下来不做也没什么关系！例如：

1. 读一本喜爱的书。千万别选太过刺激、惊悚的内容，推荐轻松的图文书或小品、杂志。

2. 听听轻柔的音乐。

3. 喝杯热牛奶。

4. 做做伸展操、腹式深呼吸。

5. 如果非得看电视，应选择动物、旅游、地理等轻松知性的频道。那些会让人一集接一集停不下来的连续剧，或会引起情绪波动的政论节目最好还是不要看。

058

提升睡眠环境的舒适度

在第二章提到，失眠常常伴随一些隐藏的疾病，但如果身体没有其他疾病和心因性的因素，想要睡得好，其实只要在睡眠环境上多下点功夫，就能达到不错的助眠效果哦！

注意床垫的服帖及软硬度

太硬的床垫会使你的腰椎失去支撑，腰、背部的肌肉也无法真正放松。而床垫太软，人一躺下整个身体就会陷入其中的话，脊椎便会呈现一种不自然的曲线，同样也无法让你睡得舒服，睡醒后甚至还会感到腰酸背疼。

建议你先测试自己床垫的软硬度：平躺，将手掌伸入腰部、下背部和床垫间的空隙，此时手指与缝隙应呈平贴状态，假如

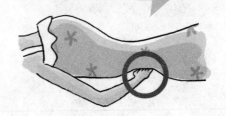

手掌深入腰部、下背部和床垫间空隙，若手掌可轻易移动或完全伸不进去，那么你的床垫可能不适合你哦！

空隙大到手掌可轻易移动或手完全伸不进空隙里，那么这张床可能不适合你的脊椎人体曲线，要考虑换个床垫哦！

不要开灯睡觉

光线会降低人体中褪黑激素的分泌量，让人减少睡意。所以，卧室里应选择安装光线较暗的灯。等到真正上床睡觉，应该关掉所有灯，不习惯漆黑的人，可在卧室角落处放一盏灯光微弱的小夜灯。如果卧室会透进外界光线，建议使用遮光性较好的窗帘。

 维多莉陈小·提醒

对某些敏感的人而言，一点点声音或光线都有可能干扰睡眠，这时推荐你两种好物：眼罩、耳塞。

有时你可能已经关灯准备睡觉，但对面邻居家阳台的灯光却从外面溜进卧室，或你无法忍受电扇、空调的运转声时，那就戴上眼罩及耳塞睡觉吧，绝对有助你快快进入梦乡！

假如身边有人习惯开着灯睡觉，你不妨准备个眼罩，别被他人给影响了

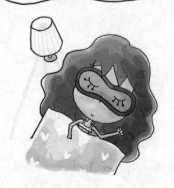

Q 听说穿胸罩睡觉会得乳腺癌，

可是不穿又怕胸部会下垂变形，

到底睡觉可以穿胸罩吗？

Dr. 维多莉陈来解答

目前并没有研究证明穿胸罩睡觉会导致乳腺癌的发生，所以是可以穿着睡觉的。不过，穿着带钢圈的内衣睡觉对某些人可能会造成较大的压迫感，建议选择比较舒适的无痕内衣或运动型内衣，特别是对胸部较丰满，担心下垂、外扩的美眉们来说，能发挥固定胸型的作用。就寝时的穿着也应以宽松、舒服为宜，过紧的衣物会对身体造成束缚感，反而影响睡眠。

调整温度

睡觉时，我们的体温也会发生变化。通常在睡着之后，体温会渐渐下降，接近早上时，则会慢慢回升。夏天如果将空调调到同一个温度吹一整夜，半夜会因为温度太低而影响熟睡度。

曾有研究睡眠的专家指出：入睡的最舒适室温是 27℃ 上

下。夏日天气闷热时，可在就寝前1小时打开空调，将室温降至25℃，等到真正要睡的时候关掉，搭配电扇吹墙壁的方式。假如必须整晚开着空调的话，也要使用定时、舒眠的功能将室温控制在27℃左右。

另外，也可以运用体温原理帮助睡眠。有研究表明：当人体的深层体温下降时，可以诱导人快速进入深层睡眠状态。洗热水澡可以提高深层体温，洗完澡后深层体温则下降得很快。建议可在睡觉前60～75分钟洗个热水澡。虽然刚洗完澡后会觉得身体很放松、很舒服，但这时残留在体内的高温容易让人兴奋，所以并不是睡觉的好时机。在洗完澡与上床睡觉前这段时间里做些轻松的活动，比如听听音乐、看看书，约1小时，体温会从沐浴后的高温下降0.5～1℃，这时候睡觉才更容易入眠。

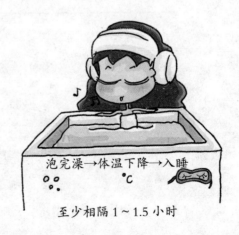

泡完澡→体温下降→入睡

至少相隔1～1.5小时

被子大有学问：春夏透气、秋冬保暖

或许有很多人很喜欢在炎炎夏日的晚上一边吹着空调一边盖着厚棉被睡觉，维多莉陈在这里要告诉你，这样是不利于睡眠的哦！

棉被太厚，体热会被保留在棉被里，易使体温逐渐上升，同时提高身体的中心体温，导致肾上腺素上升，睡眠会从深层睡眠降至浅层睡眠。尽管我们可能会习惯性地把棉被盖上，却也容易让身体从高温环境瞬间降到低温，还是会对睡眠造成不良影响的。

春夏季首重透气，被子应选透气性佳、能吸湿排汗的夏凉被，可以在睡觉时自然地排掉体温。温度较低的秋冬季节，则应该盖上保暖、轻柔的毯子或羽绒被，因为睡觉过程中体温会稍微下降，若入睡时暖度不够，那么你晚上可能会被冻醒！

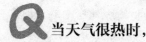 **当天气很热时，**
晚上不盖被子睡觉是不是更好？

Dr. 维多莉陈来解答

就像前面提到的，睡觉时体温会下降，因此无论你有没有吹空调、电扇，建议腹背部最好还是盖上薄被，适度的保暖可以让你睡得更香！

枕头的高度、硬度适中，检查一下枕头是否适合你

市面上有些卖枕头的商家打广告宣称他们的枕头适用于所有头型、人体工程学，这样的广告绝对是不靠谱的！枕头到底适不适合你，需要亲身试躺过才能确定。别轻易相信网络部落客或明星艺人的广告，凡是未经试用，千万不可买回家。

枕头是否合适，可关注两大重点："高度"与"软硬度"。一个好的枕头必须要有恰当支撑颈部的功能，我们可以下巴的位置为基准。如果躺下后下巴上提、颈椎向后仰，呈现缺乏支撑的悬空状态或下巴有下压现象，都会影响呼吸的顺畅度，可能会引起睡眠呼吸中止症。所以，这两种枕头都是不合格的。

最理想的枕头为下巴与床形成水平状，颈椎维持有如站立或平时活动时的正常角度，这样颈部与上背部才能得到完全的放松。

至于枕头的软硬度，材质固然要松软，但应有一定的硬度，以免熟睡时头部越来越沉重，枕头不足以支撑头部与颈椎的压力。躺下时，枕头会自然下凹，颈部两边的枕头能安稳包覆住颈椎两侧，才是比较理想的柔软度。如果你经常在睡醒后觉得脖子、肩膀酸痛不舒服，那么你现在枕的这个枕头可能不合适，赶快换掉它吧！

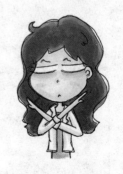

● 睡觉的好朋友——枕头的合适与否图解 ●

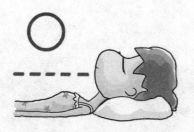

平躺时枕头的下缘应位于肩膀上方，下巴与床面保持平行，这时颈部才能有好的支撑力。

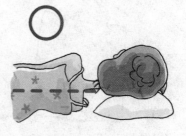

换成侧躺姿势时，颈椎与身体要成一条直线。

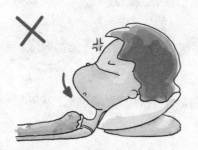

枕头过高，下巴呈现下压状态，颈椎弧度大，会徒增颈椎压力，还会压迫呼吸道。

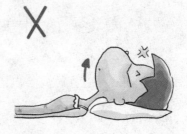

枕头过低，睡眠时下巴上仰，颈椎也容易因此受伤。

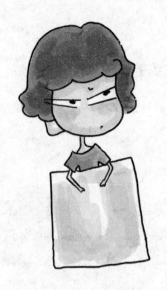

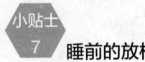

睡前脑中仍然想着明天的工作

明天的那场会议
我先准备……

小贴士 7 睡前的放松魔法

　　身心放松是进入深层睡眠最基本的条件。现代人生活紧张、工作忙碌，往往到了睡前还无法静下心来。所以在睡眠之前，利用下面几个方法，先将自己切换成准备睡觉的模式，即可帮助入眠。

睡前写纸条，抛掉烦恼

千万不要将烦恼、生气、紧张的情绪带进卧室，心情不好很难睡得好！如果你到了晚上还是有不好的情绪，那么在睡前30分钟要尽量想办法缓解。例如，可以在纸上写下你担忧、使你难过的事，或者把第二天的待办事项、计划一条一条列出来，不要把担忧跟烦恼一起带上床。

音乐能引发助眠的脑内 α 波

也许有些人没有在睡前听音乐的习惯，也不知道该听哪种类型的音乐。当然，你可以挑选一些自己平常就喜欢听的乐曲，但像摇滚等节奏性较强的音乐，会让人情绪变得高昂，并不适合睡前来听。医学上，建议睡前选择一些轻柔、温和、舒缓的音乐，比较有助于平稳心情，例如爵士乐、古典乐、民歌或轻音乐等，研究发现这些音乐能诱导脑内发出帮助人体睡眠的 α 波，但要避免边睡边听音乐！因为好睡眠应处在安静的环境下，最好在就寝半小时至 1 小时前让轻松的音乐成为你房间里的背景声，协助你沉淀心情。

Q 我每天从早忙到晚，
回到家后明明很累，
但还是睡不着，到底怎么回事？

Dr. 维多莉陈来解答

　　临床上的确见过很多这样的情况，患者常抱怨一整天都很忙很累，甚至回家后事情还很多，感觉身体应该累了、困了，但等到一忙完，躺在床上却迟迟无法入睡。这是潜在你大脑里的庞大的精神压力导致的。

　　白天赶不完的行程、疲于应付的例行公事，让人经常到了晚上还无法放松，紧绷的情绪延续到床上，连躺着都在担心第二天的考试、工作，这种情况在现代社会里是很常见的。

　　我建议你在睡前安排一小段缓解压力的时光，大约30分钟到1个小时。在这段时间里，进行可以使自己平静、放松或自己喜爱的一些活动，以告别那些白天令你感到沮丧、高压的事物。压力去除后，人就好睡多了！

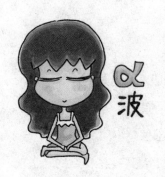

冥想可让脑内释放帮助睡眠的 α 波，帮助睡眠、稳定心情、使人愉快

冥想有助于安定你的心

冥想是瑜伽的中心思想，最早虽起源于印度，但国外已有不少研究证实冥想对健康有很大的益处，比方说它可以帮助你放松精神、安定心灵。

有睡眠问题的人，通常也有情绪紧张、压力大的情况。美国即有研究发现，静坐冥想时我们大脑的脑波形式会呈现出较规律的 α波，脑内 α 波不但可以助眠，而且可以让身心感到平和、愉快。

睡前盘坐、闭上双眼冥想，例如你可以想象自己处在大自然中的某一个场景，或者想一想自己在这一天里感恩的人、事、物，或干脆清空大脑什么也不想，专注于自己的呼吸与全身肌肉的放松即可。当感到内心完全平静时再去睡觉。这种方法也适用于半夜无法入睡或者醒来后很难再睡着的人。这种冥想运动虽然看似简单，但其实对有睡眠问题的人有非常大的帮助！

深呼吸有助降压

进行冥想时，最好还能搭配腹式呼吸法，这是一种氧气吸入量最多的呼吸方式，与白天我们呼吸时是完全不一样的。做法是：吸气时腹部鼓起，吐气时腹部凹下，胸部保持不动。

借由这种呼吸法能补充大量的氧气，减缓交感神经的紧张，活络副交感神经系统，因而能舒缓压力、稳定神经，达到放松效果。

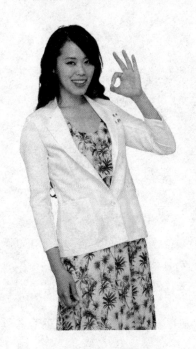

Q 我曾经尝试睡前冥想，但脑子还是
不听使唤地想一堆事情，
这时该怎么做？

Dr. 维多莉陈来解答

冥想最主要的作用就是帮助你将白天不停思考的大脑净化、去除杂念，一开始进行时可能不太容易静下心来，总会突然又冒出一些念头或白天发生过的事、明天要做的事情……这都没什么关系，只要将注意力再拉回来就好，比方说你可以集中在自己的呼吸节奏上，或者专注于一吸一吐时身体的状态等。

反复练习，渐渐就能习惯于冥想。一开始时，只做 3～5 分钟也是可以的，然后再慢慢增加时间。

当然，冥想只是放松身心的方法之一，你也可以选择其他自己喜欢的静态活动来调整情绪、沉淀思虑。无论是沙发、躺椅、和室地板……任何你感到舒服的地方皆可，最好能从头到脚完全放松，带领身体缓缓进入睡眠情境，一有睡意时马上上床睡觉。

小贴士 8 不要在床上打电玩、看电视、玩手机

日本有一项睡眠研究指出：在睡眠时间相差不多的情况下，睡前上网或看电视时间越长的人，越容易发生睡眠不足、容易疲累的现象。

另外，在世界各地使用电子仪器的先进国家也均有研究指出：睡前上网、打电玩、看电视、玩手机等行为，都会干扰生物钟的正常运作，使睡眠变得困难或让睡眠变浅。主要是因为：电子产品的电磁波会让你花更长的时间才能进入深层睡眠，并减少停留在深层睡眠的时间。除此之外，手机等电子产品的荧幕会发出一种蓝光，这是一种比正常白日光能量更强的光波，除了会对眼睛造成伤害之外，也会因为强光刺激造成帮助睡眠的褪黑激素分泌量减少，对睡眠造成的都是负面影响。

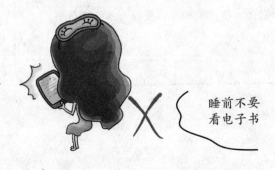

睡前不要
看电子书

正确的做法是：

1. 房间里最好不要摆放手机、电脑、电视及其他 3C 电子产品，如果必须使用的话，就走出卧室吧！

2. 如果这些电子产品必须放在卧室里，那么应离床远一些，并在固定时间关闭电源，让身体知道接下来要开始休息、睡觉，也可避免大脑受到电磁波的干扰。

床只适合用来睡觉，当你还想从事其他活动时，请不要躺在床上进行！

听人家说睡前读书更有助于入睡，
可是为何我越读越清醒？

Dr. 维多莉陈来解答

这时你需要检视你的阅读形态。

第一，读书的地点。最佳阅读地点应该是你的书桌，躺在床上读书是绝对要避免的！

第二，阅读的内容。曲折离奇的长篇小说、紧张刺激的悬疑推理小说或是需要花费脑力记忆、理解的文章，都容易活化交感神经，反而使你更加兴奋，当然也就睡不着了。睡前读物我建议还是以轻松的散文、图文书以及中途停下来暂时不读也无所谓的类型为首选。

但别忘了，请选择纸质书阅读，而非电子书。如同我前面提到的，任何发出光线的电子产品都会减少褪黑激素的分泌，破坏你生理的睡眠节奏，效果将适得其反。

小贴士 9　提早培养你的好眠体质：睡前关键 2 小时

前面我们谈了许多睡觉时应该注意的事项，但失眠往往是从睡觉前 2 个小时开始累积受影响的。睡前 2 小时养成好睡眠、坏睡眠的习惯有哪些，现在一起来看看吧！

吃得过饱、肚子太饿都应避免

晚上要小心别因为吃得太高兴而过量了，肠胃塞满食物可能短时间内能缓解你白天的部分压力，但接下来只会加重身体在睡眠时的负担。不过，饿着肚子上床睡觉也会让你难以入睡。如果是因为必须应酬，建议吃饱后至少过 2 个小时再睡。（关于夜间该怎么吃，第五章将告诉你更多！）

停止激烈运动、花脑力的活动

规律的运动已被公认为是提升睡眠质量的要件之一！研究指出经常运动者能较快入睡，比起不运动的人会有较长的熟睡期。虽然运动对睡眠好，但仍然需要注意：避免在睡前 2 小时内进行剧烈运动，比如打篮球、快跑、游泳、打羽毛球等容易造成上气不接下气的运动，这会促使肾上腺素上升，精神亢奋睡不着。

另有相关文献认为：傍晚运动的人比晚上运动者会有较好的睡眠质量。喜欢从事较剧烈运动的话，建议选在傍晚、下班的时候去吧！若你的时间不允许，只能在晚上运动，则尽量以散步、伸展操等较为缓和的运动为主。此外，要处理或谈论白天的工作、思考人生方向、做抉择之类伤脑筋的事，都应在睡觉2小时前进行。

泡澡好睡觉

睡前并非什么都不能做，比如睡前泡个澡就很好。这是因为泡澡能促进血液循环，提高人体的中心体温，泡完澡之后，身体又会从手指、脚趾等末梢神经处进行散热，等到体温下降，就能诱发睡意！

但是要注意：泡澡水的温度不是越高越好，水温控制在38～40℃即可。习惯在早上或一下班就洗澡的人，睡前1小时用温热的水泡泡双脚，也可以达到相同的助眠效果。

维多莉陈·小·提醒

●避免泡完澡直接入睡。

●水温不宜超过42℃，过热的水会提高交感神经的兴奋度，反而难以入眠。

善用舒眠小物，放松身心，安稳入睡

晚安休憩茶

舒缓的花香帮助睡眠，萃取花草中最具安抚的成分，最适宜在晚餐后或需要安定沉静时饮用，让人进入静谧的休憩中，休养生息。但睡前1小时不宜饮用，以免造成夜间尿频，影响睡眠！

精油滚珠

带着水果甜味的沉稳多分子草本香气，帮助你在一天的疲劳后沉静心情，进入甜美的梦乡。

舒眠专用精油

将精油滴入水氧机中扩香使用，可舒缓失眠的困扰，改善因失眠引起的疲倦、沮丧和易怒感。

香氛舒眠身体乳

柑橘薰衣草香氛身体乳液，可缓解身心的疲惫与紧张，让身心持续放松，帮助入睡。用体温就能融化的乳油木果油，质感绵滑细致，使肌肤润泽。

好眠黄金小贴士

绝对不能错过的

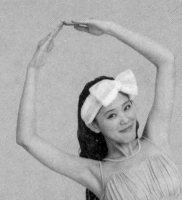

建立"睡眠—清醒周期规律"

生物钟会让大脑在周期中的睡眠时间快到时自然释放出"想睡觉的"的信号,让你顺利地进入睡眠状态。

找出最适合你的睡眠时长: 90 分钟黄金原理

假设人体所需的最短睡眠时间为 6 小时,那么下一个完整的睡眠周期与最适宜的时长就是 7.5 小时(因一个周期为 90 分钟,也就是 1.5 小时,以此类推)。

白天不补觉,晚上睡得好

晚上入睡后褪黑激素的血中浓度是白天的 10 倍。长期晚上不睡,过了半夜甚至到早上才睡觉的夜猫子,无形之中可能会严重缺乏这种好的荷尔蒙。

清醒时请这样做:远离床、打开窗、早餐饱、多运动

一天至少晒 30 分钟太阳、一顿元气早餐,并用简单伸展操唤醒沉睡的身体。

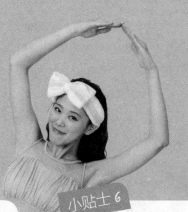

小贴士 5

让身体重新找回想睡的感觉——入睡清醒关键 15 分钟

欲帮助入睡，必须从另一种相反的联结反应——正向好眠经验来进行。

小贴士 6

提升睡眠环境的舒适度

注意床垫的服帖及软硬度、不要开灯睡觉、调整温度、盖对被子、枕头高度等。

小贴士 9

提早培养你的好眠体质：睡前关键 2 小时

吃过饱、肚子太饿都应避免，停止激烈运动、花脑力的活动，可以选择泡热水澡。

小贴士 7

睡前的放松魔法

睡前写纸条、抛掉烦恼、温和音乐能引发助眠的脑内 α 波。

小贴士 8

不要在床上打电玩、看电视、玩手机

在睡眠时间相差不多的情况下，睡前上网或看电视、玩手机时间越长的人，越容易睡眠不足。

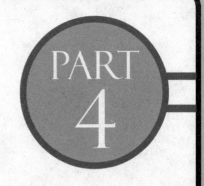

PART 4

睡够不容易，睡好更困难！各类人群睡好觉的关键秘诀！

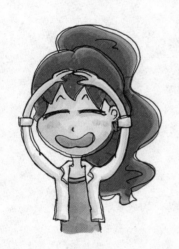

小孩子怎样才能好好睡，健康成长？

青少年的自制力较差，常常熬夜又赖床？

怀孕的准妈妈们因为后背痛、腿脚抽筋等问题一夜难眠？

更年期女性容易夜间盗汗、辗转难眠？

老人白天狂打盹，晚上睡不着？

日夜颠倒的值勤人员、服务人员怎么睡？

维多莉陈综合门诊经验，一一解决各类人群可能面临的失眠问题，调整作息，睡前使用小技巧，即使不吃药，睡眠质量也能呱呱叫！

年龄不同，睡眠问题也各不相同。以上篇章提供所有年龄层都适用的黄金贴士，接下来维多莉陈要特别针对几大特殊对象可能会遇到的睡眠问题一一击破、提供解决对策，希望大家都能重拾好梦！

怎样让宝宝一觉到天亮？

　　对宝宝来讲，睡眠是一天中从事时间最长的一个活动，良好的睡眠是保证宝宝每个器官正常生长发育的最佳帮手，宝爸宝妈们绝对不可忽略睡觉的过程。

　　孩子不好好睡也是新手爸妈最头痛的地方，常听到很多妈妈抱怨：

　　带孩子是 24 小时的战斗。当面对精力旺盛、半夜起来吃奶、睡前仍然贪玩而毫无睡意、因浅眠容易被外在声音惊吓哭闹的宝宝时，爸爸妈妈也常常犯难。

　　"宝宝怎样才能好好睡"是所有父母养育健康快乐的孩子要学的第一门课，以下这些做法，看看你在不在其中。

宝宝要好睡好带，3大错误入睡法一定要避免！

父母对自己的孩子相当疼爱，所以孩子的一举一动看在父母眼里都容易被过度放大。其实，宝宝的睡眠模式跟大人一样有浅睡与深睡交替，总共约七八个周期。进入浅睡期时，些许动静就可能让他们醒来，家长此时往往会起床给予安抚，如喂奶、拍背等，其实这是错误的！建议除非孩子大哭，彻底醒来，否则应避免一些不必要的安抚动作，让孩子学习自行入睡。

错误 1: 摇晃入睡法

无论将宝宝抱在怀里还是放在摇篮中摇晃至入睡，都不建议这么做！特别是大脑尚未发育成熟的初生婴儿，大人不当的摇晃动作，会让他们脆弱有如豆腐的大脑不停地晃荡，有可能造成微血管破裂，甚而引发脑震荡、颅内出血……

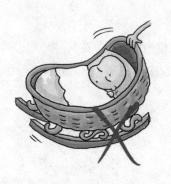

即便是摇晃力度较小的摇篮，也请家长不要过度依赖，使用的时间长度要控制一下。当孩子有哭闹或睡不好的情形时，适度的轻拍、轻摇予以安抚即可，而摇摇入睡的习惯一旦养成，以后你可能就得不断重复这样的循环了。

错误 2：搂抱入睡法

父母的怀抱是所有宝宝最温暖的依靠，但如果在孩子一醒来或哭泣时就立刻抱起，甚至要抱到熟睡后才离手，不但大人会很累，宝宝也会变得比较敏感，导致父母一不在身边就容易被惊醒。

至于将宝宝紧搂在怀中入睡，直到醒来的方式，同样不可取！首先，大人睡觉时的一举一动都会影响到孩子的睡眠；其次，宝宝紧偎在小小空间里吸入的都是大人呼出的污浊空气，不管怎么说都不符合健康的睡眠标准。

错误 3：含奶入睡法

对某些婴儿而言，吃奶需要耗费较大的力气，因此通常吃奶时吃着吃着就睡着了，也有些妈妈为了让孩子尽快入睡而在临睡前喂奶。这些行为对宝宝们的牙齿与肠胃可都不太好哦！

尤其当宝宝睡着后，奶嘴或妈妈的乳头还留在口腔内时，不但可能引发蛀牙，也容易产生反复吸奶的动作，吸入过多空气，导致肠胃胀气，反而睡得更不好。

不抱不摇恐怕是很多父母难以忍受的养育方式，大部分人认为在孩子哭的时候应该将他抱在怀里好好安抚一番，但这样的观念其实需要改变了！过度亲昵的拥抱与摇晃，反而容易让孩子对父母产生过度的依赖，等到将他放下时，他又会因为安全感不足立刻大哭或更难入睡。

对宝宝不抱不摇，并不表示不需要安抚他，此阶段的宝宝更需要父母的关爱、保护，建议父母选择不易形成依赖的安抚方式，比如在宝宝旁边轻声说话、手或肢体靠在宝宝身边，适当的安抚方式较容易让孩子习惯自行入睡。

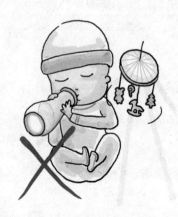

让小人儿轻松睡的 4 大技巧

帮助宝宝自然入睡，甚至可以一觉睡到天亮，主要的秘诀是观察你的宝贝！尽管每个孩子都有与生俱来的特质、个性及专属的作息模式，但大人只要从孩子出生起便开始培养符合人体生物钟的睡眠习惯，往后在教养、照护上也会更得心应手哦！

技巧 1：察觉宝宝发出的睡意信号

新生儿的生物钟由于夜奶及未形成昼夜节律的缘故，暂时无法固定下来，但通常在宝宝 6 个月大以后，情况应该就能改善许多。父母应把握孩子一些富有睡意的暗示，例如打呵欠、揉眼睛、抓耳朵、闹脾气等想睡觉的前兆，及时安抚宝宝入睡。

技巧 2：设定规律的睡眠仪式

父母可以开始练习设定一套专属宝宝的规律睡眠仪式，从就寝约 1 个小时前进行准备睡觉的活动，例如喂奶、洗澡、讲睡前故事、播放温和轻柔音乐、为孩子按摩……一般而言，大人利用 1 ~ 2 个星期的时间，让宝宝逐渐养成这些动作 = 准备睡觉的习惯，自然而然他就会意识到某个时间点该入睡而产生睡意了。

技巧 3： 舒适的睡眠环境

★光线：睡眠环境 = 少光环境

跟成年人一样，宝宝也有白天、黑夜的生物钟，运用光线的明暗，帮助他分辨清醒时与睡觉时的环境差别。孩子在白天睡觉，尽量拉上窗帘；晚上睡觉则应该关掉房间里多余的灯，让宝宝习惯睡眠环境 = 少光环境。

★温度：室温维持 24~26℃

24~26℃是宝宝感到最舒适的温度，室温应尽量维持在这个温度范围。这里要格外注意：有许多父母生怕孩子着凉感冒，而给孩子穿上过多的衣物，一旦熟睡过程中室内温度有变动，例如空调关掉后室温上升、没有良好通风等，宝宝就会因为出汗而感觉不舒服，从而影响睡眠。

★环境音量：减少噪声即可

孩子睡好觉的环境到底要多安静？这是很多父母都会产生的疑问，我建议保持居家宁静气氛即可，也就是减少分贝较高的噪声，例如拖拉较重的柜子、尖叫等。创造出令人感到舒服的居家环境，并不需要刻意去营造一个绝对安静、毫无声响的环境，这样反而会让宝宝对细微的声音过度敏感。

技巧 4：审视宝宝的生理需求

宝宝夜晚突然惊醒、大哭大闹，往往是因为饿了、尿布湿了或身体不舒服。由于他们不能像大人一样可以用说话的方式来表达自己的不适，所以此时父母首先要做的，并非单纯给予安抚，而是先检查是否有以上生理状况产生并给予解决。另外，也建议最好在晚上 11 点左右给宝宝安排最后一餐并换上新尿布，这样可能避免宝宝因半夜饥饿或小屁屁感到黏腻而睡不着了。

Q 宝宝到底是仰睡好还是趴睡好？

Dr. 维多莉陈来解答

现阶段医学界对于婴幼儿究竟该仰睡还是趴睡还未有定论，因此在这里我先整理出两种方式的优缺点，让宝爸宝妈做参考！

趴睡

优 点

· 较有安全感，新生儿不会因一些外界影响受到惊吓。
· 头型较为圆凸。
· 联合国世界卫生组织曾大力提倡新生儿采趴睡姿势，原因是趴睡可以增加他们头、颈及四肢的活动力，而且这种程度轻微的内脏压迫能活跃心肺器官功能。
· 可以防止因吐奶、呛奶时引发的肺炎甚至窒息，也能消除胀气。

缺 点

· 对还不会转头和翻身的宝宝，可能造成小被子掩住口鼻而窒息的危险。

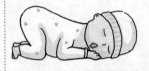

仰睡

优 点

· 有助全身肌肉放松，对心肺、肠胃等全身脏器不易形成压迫。
· 虽然目前仍无法确定婴儿的猝死与趴睡有无相关性，不过自从美国儿科医学会建议勿让婴儿趴睡后，婴儿猝死的发生率已有显著下降。

缺 点

· 仰睡可能使新生儿出现呼吸费力的情况。
· 很有可能因为溢奶使奶汁呛入气管，造成窒息或将奶汁吸入造成吸入性肺炎。因此喂奶后，绝不可让新生儿马上采仰卧姿势睡觉。
· 后脑勺容易变得扁平。

自制力不佳的儿童、青少年如何睡好觉？

一般来说，儿童和青少年出现失眠的情况相对少见，因为儿童的身体健康少有问题，所要面对的社会压力也不算太大，身心面临的压力也比大人小，所以，很少会出现失眠的情况。但儿童和青少年往往有自制力不佳的情况，如晚上熬夜打电玩不睡觉或窝在床上看书、玩手机等不良习惯。

儿童、青少年如何睡好觉？可以从如何纠正孩子的错误睡眠习惯及培养孩子的快乐睡眠方向着手。

学龄前的儿童，一天仍需要睡 10～12 个小时；上小学之后，至少应睡够 10 个小时；即使到了高中，也建议应睡够 8～9 个小时。医学研究发现正值发育期的孩子若睡眠不足，他们在学业表现、心理健康、人际关系方面都会受影响。家长应成为孩子的守门员，帮助他们建立良好的睡眠习惯。

技巧 1：调整学龄孩子的睡眠时间

★平日上课勿熬夜

研究发现，学龄儿童每少睡 1 个小时，智力就会下降一点，除了白天的学习效率大幅度降低外，记忆力也会下降。换言之，经常熬夜的孩子长时间下来，学习能力可能赶不上其他准时入睡的孩子，未来的竞争力将会减弱。

在周一至周五的重要上课日子，请让孩子坚守准时睡觉的习惯。若因作业写不完而熬夜，应该审视作业无法完成的原因，调整学习的时间与方式，绝不可养成作业做不完就熬夜赶完的错误习惯。

［依照年龄量身订制孩子的睡眠计划］

学龄前

·这个年龄段的孩子，睡眠几乎占了生活的一半，此时他们的智力正在发展，睡眠正是帮助脑部发育的一个关键因素。

·学龄前的孩子睡眠具有片段性，他们想睡就睡，没有太大的外部诱因，例如打电玩或上网而熬夜。他们是最接近生理时间睡眠的人群，夜晚到了自然想去睡，白天自然起床，所以他们的睡眠模式不用刻意限制，只要依照他们的睡觉时间去照顾即可。

建议睡眠时长：11~12 个小时

小学后至初中前

· 小学后，孩子会因外力吸引，例如看电视、打电玩、玩手机等，开始想晚睡晚起。家长介入管制孩子的睡眠建议从这个时候开始，虽然不需要非常硬性的规定，但仍要让他们知道什么时候该入睡。

建议睡眠时长：9~10 个小时

高中

· 高中后，面临升学和沉重的课业负担，孩子往往需要在学习上花很多时间。此时的家长往往一方面担心孩子睡不够，另一方面又担心孩子的功课跟不上，但请谨记：此时孩子的智力仍在发展阶段，家长千万不要因为繁重的功课剥夺了他们的睡眠！

建议睡眠时长：7~8 小时

★周末可赖床 1~2 个小时

孩子的自制力比较差，所以家长必须帮助他们：正常上学的日子让他们准时上床睡觉，到了周末、假日，就允许他们补个小觉吧！原则上比平日多睡的时间，要尽量少于 2 个小时。绝对要禁止毫无节制地睡到中午过后，因为过度的补觉容易打乱睡眠的规律，从而影响到下周上学时的正常作息。

技巧 2： 让小孩配合乖乖上床睡觉

家里有小孩的父母一定都有过这样的经历：让孩子上床睡觉是一件相当困难的事，常常在睡觉前跟孩子展开一场拉锯战。孩子不想睡觉，爸爸妈妈一直催，最后不得不动气大吼"快去睡"，才能让孩子毫不情愿地上床睡觉。与其睡前大动肝火，父母倒不如做好预防措施与睡前准备。

★多强调睡眠及规律作息的重要性，父母并以身作则

有研究发现，孩子的生活习惯很大一部分来自模仿学习父母的习惯，熬夜的孩子，通常父母也是晚睡一族。父母平时要多向孩子强调睡眠及规律作息的重要性，并以身作则，陪同孩子一起早睡，千万不能在强迫他们睡觉后，自己却继续流连在电视机、电脑前面。

★ 预备睡前缓冲期

孩子到了睡觉时间还不愿意睡觉，通常藏有几项重要的心理因素，最常见的就是当他们正玩在兴头上或看书正起劲时，却被父母打断，催促着马上去睡觉，这时候要孩子配合乖乖上床睡觉几乎是不可能的事。

建议父母预留 45 分钟至 1 个小时的缓冲期，孩子晚上若要进行较容易上瘾或者具有延续性的活动，比如玩游戏、看电视、看书等，利用缓冲时间让他们主动停止这些活动。一开始可能不容易做到，大人要有耐心，慢慢引导。

睡前不妨来段亲子相处的时光，跟孩子聊聊今天发生的事情，尽量避免提到容易产生高昂情绪的内容，如考试成绩或有无在学校跟同学吵架等。谈话内容应以制造睡前舒适温馨的气氛为主，既可帮助孩子有个稳定睡眠，也能借此增进感情。

技巧 3：制造良好的睡眠环境

年纪还小时，孩子通常对房间环境没有特定喜好，父母可以为他们设计一个舒适安眠的环境。但随着年龄增长，孩子可能会有自己想要的房间风格，父母应尊重孩子的想法。不过，对于睡眠环境，我们仍有几项必须坚持的原则，在经过沟通、孩子愿意配合的情况下，最好做到以下两点：

★安静、无光线

孩子习惯开灯睡觉，要注意这可能大大影响睡眠质量！儿童时期是培养生物钟的关键时期，长期在灯光照射下睡觉，褪黑激素无法上升，间接严重干扰孩子的生长发育与新陈代谢。

宁静的环境对孩子的深层睡眠更重要，摇滚乐、重金属音乐或其他易使人情绪亢奋的快歌相伴入睡时，睡眠质量会极差，长久下来孩子容易出现暴躁、学习效率降低的情况。

★ "3C 产品" ①　远离卧室

"3C 产品"目前已然成为大人、小孩的新宠，很多父母甚至为了让孩子安静不吵闹，长时间地容许他们玩。然而，若孩子在夜间、黑暗环境下长时间近距离地玩平板、手机、电脑等 "3C 产品"，荧幕发出的强光将对他们的眼睛造成严重的伤害。

---

①指计算机 (Computer)、通信 (Communication) 和消费类电子产品 (Consumer Electronics)

你还在让孩子带 "3C 产品" 入睡吗？

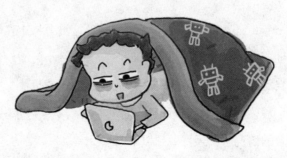

除此之外，陆续也有相关研究指出电子产品可能对脑波造成损害，虽然尚未完全证实，但孩子的脑部正值发育阶段，建议父母还是别拿孩子未来的健康做赌注，务必防止孩子沉溺于"3C世界"。

建议家长晚上睡前跟孩子约法三章，将手机、平板等电子产品放在卧室以外的地方，减少不知不觉中可能产生的电磁波对孩子的伤害。

孕妇该怎么睡好觉？

怀孕是女人极大的转变过程，身心承受的东西与过去完全不同，除了荷尔蒙在体内产生剧烈转变外，胎儿逐渐变大也是造成孕妇无法入睡的重要原因。不过准妈妈一定要设法在这段时间调整好睡眠，否则等宝宝出生后，就没有足够体力与他(她)奋战啦！

造成孕妇失眠的 6 大原因

1

尿频

怀孕时女性的身体会增加 2～3 成的血液量，肾脏需要透析的血液量也相对上升，再加上胎儿生长会压迫孕妇的膀胱，因而小便次数会比怀孕前增多。如果胎儿夜间活动频繁，不可避免也会影响孕妇的睡眠。

2

腿抽筋

孕妇将血液中的钙质给予胎儿，自己的身体反而缺乏钙离子。

3

后背痛

怀孕肚子变大后，孕妇为了使身体平衡会刻意向后微仰，而这个姿势无形中会使腰部附近的肌肉负担过大，产生常见的后背酸痛现象。

4

呼吸短促

随着胎儿增长，怀孕后期甚至会顶到横膈膜，呼吸就会变得浅而快。同时因为血流量需求上升，需氧量增加，从而造成呼吸短促。

5

心率加快

怀孕期间身体血液量上升，心脏需要打出比平时更多的血液量，自然会利用心跳速率上升来代偿。

6

胃食道逆流

胎儿逐渐变大向上顶到消化道，加上孕妇的消化系统功能减弱，吃下的食物在胃肠滞留时间长，因而引起胃部灼热的胃酸逆流症状。

孕妇睡眠该怎么调整？4大必学技巧

技巧1：睡前饮食有禁忌

★避免辛辣、过酸或油炸食物

怀孕初期睡前吃什么没有太多的忌口，但到怀孕后期，饮食调整就变得相当重要。主要是因为怀孕后期，孕妇的胃肠道消化速度变慢，胃酸逆流情况比较严重，为了避免夜晚睡不好，建议少吃容易刺激胃酸分泌的食物，例如太辣、太酸或油炸的食物。

★睡前半小时少喝水、汤

尿频一直困扰着许多孕妇，特别是晚上睡觉时，会大大降低睡眠质量。所以强烈建议：已经出现尿频的孕妇，睡前半小时不要摄取水分，如果真的很渴，稍微补充一点即可，千万别一次摄入太多，否则会更加睡不好。

★多摄取含钙食物

孕妇容易发生睡到半夜因腿部抽筋而被惊醒的情况，要摆脱这种困扰，除晚上勤加按摩外，白天钙质的补充相当重要。孕妇应多摄取含钙食物，如牛奶、芝麻、豆制品、海带、绿色蔬菜等。（详细内容请参阅第五章富含钙质食物篇）

技巧2：孕晚期，朝左侧睡

孕晚期，孕妇睡觉时建议身体朝左侧睡。人体内的静脉血流一部分集中在肝脏排毒再回到心脏，另一部分直接到心脏。无论是经过肝脏还是直接到心脏的血流，都是静脉血。

对于孕妇来说，随着胎儿体型逐渐变大，胎儿及子宫容易压迫身体的主要静脉，使得静脉回流不顺，淤积在局部，从而产生双腿水肿、静脉曲张。

要减少这种情况的发生，建议

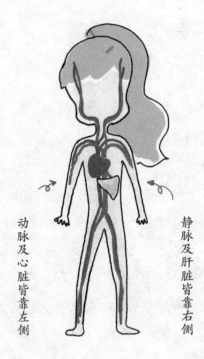

动脉及心脏皆靠左侧

静脉及肝脏皆靠右侧

晚上睡觉时朝左侧睡。因为静脉回流的位置，在我们身体的右后侧，正面躺下时会压迫到静脉。若此时选择向左躺，一方面让静脉回流通畅，另一方面也可减少怀孕后期子宫压迫胃肠道、上顶横膈膜造成的胃肠道消化不良、呼吸浅快……

技巧3：日间小睡有助体力恢复

孕妇白天比较容易疲倦，所以若感觉身体不适或精神不佳时，可以小睡一下，小小的午睡会使精力更加充沛。但要谨记：小睡时间不要超过半小时，也不要接近晚上，避免夜间睡不着。

技巧 4：半夜腿抽筋的预防及改善妙方

孕妇因缺乏钙质，夜间容易发生小腿抽筋的情况。为了减少这种情况的发生，孕妇除了多摄入含钙的食物之外，白天适度的运动或晚上睡前适度地做做伸展操、按摩小腿，都对减少腿部的抽筋有帮助。

如果夜间发生抽筋，孕妇可以将双脚脚尖尽量向上翘，脚跟尽量朝下蹬，并伸直膝关节，将抽筋的腓肠肌拉长，使其获得舒缓。

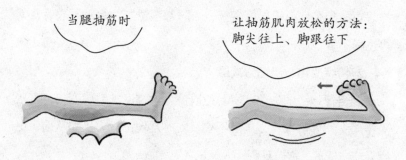

当腿抽筋时

让抽筋肌肉放松的方法：
脚尖往上、脚跟往下

更年期女性睡好的方法

更年期是导致女性失眠的一大因素，调查显示有接近50%的失眠女性起因即来自更年期！更年期女性因荷尔蒙分泌减少，容易出现热潮红、盗汗、心悸等情况，甚至会影响脑内许多神经传导物质的分泌。身体内部巨大的变化，加上儿女长大的空巢期寂寞、低落的情绪，导致更年期女性晚上难以入睡，于是去寻求安眠药、镇定药等药物治疗。

其实，只要从根本原因做改善，更年期女性仍然可以重新成为一个由内而发、美丽、开心、自信的女人。

更年期女性身体出现的问题

1. 热潮红、夜间盗汗

门诊就诊的更年期女性容易出现的指标性症状，除了热潮红，抱怨更多的是：夜里出好多汗，衣服都湿透了，起来更衣后，就再也睡不着了。

2. 情绪变化、记忆力减退

因自律神经的失调，容易造成情绪大幅度的起伏变化，有些更年期女性郁郁寡欢、焦虑不安，同时发现记忆力不如从前，更容易情绪低落、辗转难眠。

3. 皮肤干燥

因皮脂分泌减少，易产生皮肤干燥现象，尤其晚上睡觉时开空调，更容易加重皮肤发痒，从而影响睡眠。

对症解除的 3 大必学技巧

以上症状是门诊里最常听到的更年期女性的抱怨，但其实不必担忧，越是进入更年期，女性对自己身体的变化越要放在心上，千万别怠慢了自己。现在我们一起针对这些问题，一一找出适当的解决之道。

技巧 1：建立凉爽通风的睡眠环境，减轻夜间盗汗的痛苦

晚上睡觉时，凉爽通风的睡眠环境是相当重要的！夏天选择透气的床单被罩，打开窗户、电风扇帮助室内通风，有助于汗液的挥发。选择吸汗或快速排汗材质的睡衣也能改善睡眠。

开空调睡觉也是可以的，但请谨记：不要因为担心夜间盗汗就把空调温度调得很低，因为汗水蒸发后皮肤表皮的温度会降低，容易在夜间被冻醒。

技巧 2：洗完澡涂抹乳液，减轻皮肤干痒

随着年龄增长，皮肤的油脂分泌量会下降。如果睡前洗了热

水澡，之后又待在干燥的空调房里，易使皮肤更加干燥。建议大龄美女们准备一瓶全身皆可涂抹的乳液，在沐浴后涂抹薄薄的一层，增加皮肤滋润度，减轻皮肤干燥引起的夜间瘙痒，这样睡眠会更加稳定哦！

技巧3：补充天然的女性荷尔蒙

更年期症状是因体内雌性荷尔蒙慢慢减少造成的，因此若能加以补充，便可让症状缓解不少。以下几种随手可得的食材，可以使更年期女性以最天然的方式摄取雌性荷尔蒙。

★南瓜

南瓜富含维生素 E，有利于各种脑下垂体荷尔蒙的正常分泌，调节体内的雌激素。把南瓜切块蒸或炖煮即可食用，也可做成浓汤或以此为汤底煮一锅蔬菜面，就能轻松摄取蔬菜里的抗氧化成分，有助抗衰老。

★豆制品

豆制品富含对身体有益的植物荷尔蒙——异黄酮，包括豆浆、豆腐、豆干等各种以黄豆为原料的制品，都能有效舒缓更年期女性的不适。

★山药

山药所含的植物醇有助于改善更年期症状。有研究指出：更年期女性每天吃 30～50 克山药，大约半碗的分量，即可舒缓更年期失眠、盗汗等症状。

★十字花科蔬菜

更年期女性可多吃卷心菜、花菜、小白菜等十字花科蔬菜，这些蔬菜内含的化合物，被认为有助体内雌激素代谢，并调整荷尔蒙的平衡。

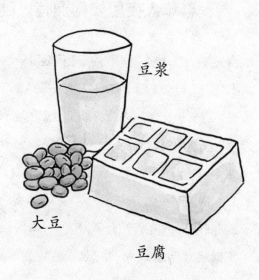

豆浆

大豆

豆腐

年轻人

深色是浅层睡眠，
浅色是清醒时间

老年人

深色是浅层睡眠，
浅色是清醒时间

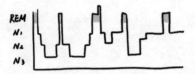

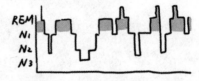

　　由图可见，随着年龄增长，浅层睡眠增加，睡眠越浅越容易
被吵醒。

老年人夜里如何拥有好睡眠？

　　白天狂打盹、晚上睡不着的睡眠问题似乎存在于许多老年人中！

　　据统计，40% 以上的老年人被失眠或睡不好所困扰。随着年
龄增长，脑部退化，脑内分泌褪黑激素的松果体萎缩，使得调控
生理睡眠机制的时钟混乱。老年人的睡眠大多有以下特点：

　　1. 睡眠总时数减少；

　　2. 睡眠周期中的深层睡眠 (N2 及 N3 阶段) 比例下降；

　　3. 睡眠中断的频率不断增加。

有的老年人整个睡眠周期提前，吃完晚饭就想睡觉、天未亮就起床，这些睡眠形态都会影响睡眠的质量。

除了年纪会造成睡眠质量下降，老年人的失眠可能潜藏某些疾病，若未能及早发现，可能会使身体产生无法修复的损伤。若家中有上了年纪的长者，儿女一定要给予适当关心，及早发现，及早治疗。接下来，看看潜藏在老年人失眠中的疾病有哪些。

打鼾、睡觉时短暂呼吸中止——呼吸中止症

呼吸中止症是最近医学上很流行的名词。临床上发现，睡觉时打鼾声大的人，由口鼻腔通往肺部的呼吸道可能有阻塞的危险。

原本呼吸道就比较狭窄，睡觉时因为肌肉彻底放松，呼吸道变得更加狭窄，因此出现打鼾声。随着年龄增长，打鼾声会变得越来越大，这是因为肌肉越来越松弛。而且，越接近沉睡期肌肉越放松，可能压迫到呼吸道，造成无法呼吸、缺氧的情况。这时候大脑监测到缺氧，就想办法把正在沉睡中的人唤醒，于是发现在严重打鼾后，突然静默一阵，然后人就会从睡梦中惊醒过来。

目前研究认为，患有呼吸中止症的人，醒来后总觉得疲累，好像晚上怎么睡都睡不够，白天易出现头痛、注意力不集中、记忆力下降的症状，也会增加高血压、心肌梗死、中风等心脑血管疾病的风险，甚至会发生猝死。

因此，若家中老人跟你抱怨无论怎么睡都睡不够、晚上睡眠很浅、常常夜间惊醒等问题时，一定要注意他们晚上睡觉时是否有打鼾声，因为你的长辈极有可能已经患上呼吸中止症。

老年人失眠，可能是慢性病的反射

老年人容易因为身体上的各种疾病而睡不好或失眠，最常见的慢性病，如慢性阻塞性肺炎、男性前列腺肥大（夜间尿频）等，都可能引起失眠。

另外，老年人精神上的相关疾病也直接或间接地影响睡眠，如抑郁症、焦虑症、阿尔茨海默病等。特别是抑郁症，在老年人群中突出的症状就是睡不好。所以，千万别忽略了老人简单的几句抱怨，一定要多给他们一点关怀，并且观察有无可以帮助他们的地方。

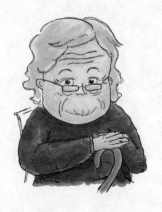

家里的老人有睡不着的问题吗？

帮助老年人睡眠的 5 大必学技巧

技巧 1：白天不宜长时间躺在床上，宜适度活动

白天最好不要再补觉，如果想小睡片刻，应在午饭后睡 30 分钟至 1 小时，下午三四点后就别再午睡。白天多从事有趣、可消耗体能的活动，到了夜晚身体想睡觉的渴望与需求自然会提高，有益提升睡眠质量。下午应避免喝茶、咖啡、酒，以免影响晚上睡眠。

技巧 2：规律的睡眠时间、合适的睡眠温度、安静的睡眠环境

我们在前面的小贴士中提到过：优质的睡眠一定要有规律的就寝时间、卧室合适的温度（25～27℃）、安静的睡眠环境等。

技巧 3：晚上不要睡得太早

老年人一天平均的睡眠时长为 6～7 个小时，甚至更短。很多老人因为担心睡不好或晚上无特殊活动，于是早早入睡，结果天还没亮就睡不着了。建议尽量撑到晚上 10～11 点后再睡，这样即使凌晨四五点就醒来，也会有睡够的感觉，也能减少半夜醒来后就睡不着这种情况的发生。

技巧 4：消除根本病因

老年人失眠原本就比年轻人常见，如同前述，老人经常因为疾病导致失眠，若可行的话，不要急着吃安眠药，应该先消除根本病因，失眠问题即可不药而愈！

技巧 5：吃安眠药的建议：选用短效安眠药

经过医生诊断，决定给予安眠药治疗时，建议老人选择短效安眠药。这样能尽量避免半夜或早上起床时因药效残留而发生跌倒的意外风险。

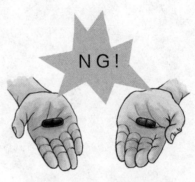

NG!

睡不着？别急着吃安眠药！

日夜倒班的人该怎么睡？

有些人从事日夜倒班的工作，像空乘人员、保安、医疗工作者等。在长期上夜班的情况下，这些人群就会缺少好的夜间荷尔蒙——褪黑激素，除了睡眠比正常班的人的睡眠浅以外，甚至有研究表明：他们得癌症的概率也比一般人高。

因此，因工作不得已必须上夜班、白天才能睡觉的人，一定要重视自己的睡眠，别因此赔掉自己的健康。以下技巧，一定要学起来。

技巧 1：运用光线与黑暗欺骗身体

上夜班时，尽可能维持环境的光亮。等白天下班后，立刻戴上太阳镜，让身体渐渐转变为黑暗的睡眠模式，回家后也要尽量保持室内的幽暗。卧室里应选用遮光效果较好的窗帘，准备睡觉时将窗帘拉上，即可避免光线的刺激唤起身体的清醒机制，有助启动生物钟，让入睡变得更容易。

技巧 2：下了夜班，不要马上上床睡觉

刚下夜班后的一大清早，不用强迫自己立刻上床睡觉，同样需要先培养想睡的意识，比如做些简单的静态活动，吃点轻食，直到有想睡的感觉时再去睡觉，否则睡眠很容易变成浅眠模式，没睡几个小时就会自动醒来。

技巧 3：提神饮料要喝对时机

英国有项最新研究发现：轮班工作或值夜班的人饮用咖啡或

含有咖啡因的提神饮料，能降低工作出错的概率。不过，上夜班的人如果需要饮用咖啡、茶或能量饮料提神的话，建议最好上班前就喝，工作当中、临近下班时饮用将会影响睡眠。

技巧 4：采顺时针方向排班

研究发现将光线、时钟等外在因素去除时，人体的生物钟有往后延迟的倾向（即晚点睡比提早睡容易睡着）。所以轮班时，原先上夜班的下一个周期应换成白班，接着再换成夜班。

在轮班的前两三天，睡觉、起床的时间可以往后延 1~2 个小时，以便调整之后的睡眠时间。应当避免过于频繁的换班，一个班次至少应维持一周以上的固定上班时间，在每个更换班次之间宜安排一两天的休息日，才能好好调节生物钟。

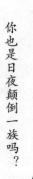

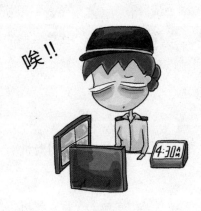

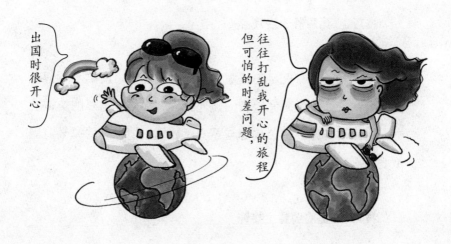

旅行有时差，怎么睡才好？

时差是短时间内从一个时区到另一个时区，人体的生物钟因为两地时间的不同，睡眠周期发生紊乱引起。这种现象，较容易在长途旅行时产生，特别是短时间内跨越多个时区。

若你因工作或其他原因需要经常出国，想避免旅行时差导致的睡眠失调，以下方法供你参考。

技巧 1：预防胜于治疗

在出发前应有充足的睡眠，否则发生飞行时差的不适情况会更严重。如果是时间较长的国外行程，提前把需要的资料及个人用品准备好，避免焦虑与不安，放松心情也有助减轻时差不适症状。

技巧 2：提前调整生物钟

在出发的前几天，向东飞的航程，每天提早 1 个小时睡觉及起床；向西飞的航程，则每天将睡觉时间延后 1 个小时（即晚点睡）。上机后可以把手表时间调整为目的地的时间，配合当地作息。

技巧 3：白天保持活动，小眠补觉也可以

将抵达目的地的时间安排在白天，可以马上融入当地生活，也不用强迫自己到达后立刻睡觉。即使到达后身体疲累，也应尽量按照当地时间进行日常作息，多多接受阳光的照射并进行户外活动，把睡觉留到晚上，也可减轻时差不适的症状。刚抵达的头几天，白天仍感到有睡意时，小眠补觉可以改善时差问题，但补觉时长不宜超过 1 个小时，过度休息反而会打乱生物钟。

技巧 4：飞机上吃喝要注意

若到达目的地的时间接近晚上，在飞行途中，尽量避免饮用酒精与含有咖啡因的食物，最好的饮料是白开水与果汁。另外，注意不要吃得太饱、太油腻。

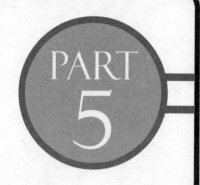

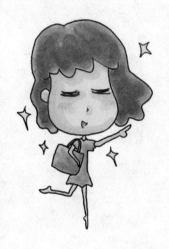

吃对很重要，别让垃圾食物偷走你的睡眠！

避开地雷食物，多吃好眠食物，助你睡好觉！

能否一觉到天亮，跟晚餐或睡前吃的东西是否吃对也有大关系！接下来，我将提供临床上观察到的易引发失眠的地雷食物以及能提供营养的好眠食物，纠正大家最容易犯的错误饮食习惯。

从现在起，调整你的饮食，也许就能敲开通往梦乡的大门！

翻来覆去睡不着？踢开错误的饮食习惯，
抢救睡眠趁现在

睡眠期间，身体所有器官的活动都会减缓，心跳会变慢、肌肉活动力降低、反射变慢等。此时睡眠需要全身处在一种相当舒服、非常放松的环境下，方便每个器官做好保养与修复。而医学上也视睡眠时间为器官修复的黄金时间，但是在这期间，最难得到完整休息的，就是我们的胃肠道。

晚上是消化系统准备收工的时间，但刚好也是大部分人下班的时间，台湾人习惯和朋友、同事相约吃晚餐，以饱餐一顿来犒劳自己一整天的辛苦。

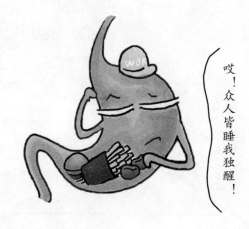

哎！众人皆睡我独醒！

但要注意，当心灵上的疲累获得疏解，全身器官都准备入睡时，胃肠道却被迫加班工作。

那些塞进去的食物在分解、消化过程中，正排山倒海地在夜间带给身体微妙的化学作用，足以让你一夜不得好眠！

对于睡前该吃些什么，很多人显然有错误的观念，例如，睡前喝一杯酒能很快让身体感到温暖，但其实这种做法是错误的。虽然少量饮酒有放松精神的效果，并能改善短暂的睡眠问题，但是快速入睡后，下半夜会很快醒来，并难以再次睡着。正确来说，睡前喝酒反而会造成失眠。

另外，晚餐吃得太饱，也很难睡得舒服。因为当我们睡着之后，消化系统运作减缓，胃的排空速度变慢，如果吃了大餐，至少要等 4 个小时之后再去睡会比较好。

** 连晚餐也不能吃吗？　一天的压力无从宣泄，很痛苦，到底该怎么办？**

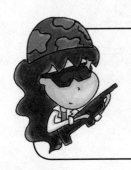

攻破方式

并非叫你不吃晚餐，而是要你选择好食物。避开特定的地雷食物，多选助眠食物来吃，并把握控制七分饱的原则，晚餐一样可以吃得很享受！

地雷食物
1

宵夜——睡前吃宵夜好睡觉？
小心！睡眠质量反变差

"陈医师，你都不知道，吃完宵夜后我就会觉得特别想睡。"这是一般人会有的既定印象：睡前吃宵夜可以帮助入睡。但是要注意，此时你大脑里释放出的想睡的信息，其实是假的！

吃完宵夜后立马去会周公的人，请记住：宵夜赋予你的睡眠质量往往是很不好的。吃完宵夜后，血液集中在胃里，导致身体其他器官得到的养分都会减少，身体所有器官包括大脑都无法得到适当的休息。久而久之会对身体造成极大的负担，让人长期处于疲累状态，不但睡不好，还会让你越睡越累！

什么？吃宵夜对睡眠竟然没帮助？

Dr. 维多莉陈来解答

大脑必须靠充分的血液循环来供给养分，相信每个人都有这样的经历：吃饱喝足后，瞌睡虫就上身了。但这种想睡觉的感觉，其实是因为身体供给的血液跑到胃里了。

吃饱喝足后，胃肠道的工作量顿时增多，身体会分配更多的血液到胃肠道帮助食物消化或分解，而其他器官的血液供给量就会相对减少，包括脑、心、肝、肾等等器官都会受到影响，其他器官不会说话，但大脑会！大脑对于血液减少会反应出迟钝、昏昏欲睡的症状，但却被人错误解读成吃宵夜可以帮助入睡。

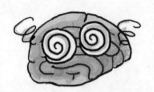

大脑的血液跑到胃里，所以头脑昏昏沉沉。

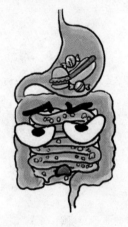

胃肠道也很吃力，晚上无法得到完好的休息。

Q ——一到睡前就感觉很饿，难道真的不能吃宵夜吗？

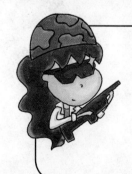

攻破方式

　　其实也不是完全不能吃，只是吃宵夜时要谨记：宵夜不是正餐，不要自己吃完一大碗泡面或整包盐酥鸡，把肚子撑得鼓鼓的，才甘心上床睡觉。少吃一点，没有饥饿感后就该停止，并至少空腹 3 个小时再睡觉。

地雷食物 2 红肉——会加重肠胃运转负担

睡前吃含蛋白质的食物，有助于帮助睡眠，但像猪、牛、羊等红色肉类，虽然也属于高蛋白食物，但越接近晚上，越要避免食用！

肉类大致分红肉和白肉两种，煮熟前肉类颜色较深者叫红肉，猪、牛、羊肉都算是红肉。而煮熟前颜色较浅的叫白肉，如鸡、鸭、鹅、鱼、蟹、牡蛎、蛤蜊等。依照这个方式区分，就可以大致知道哪些是安全食物，哪些不是。

因红肉里含有饱和脂肪酸，不单对睡眠有影响，它也跟肥胖、心血管疾病有关系。甚至有研究发现：常吃红肉的人，患结肠癌、

 红肉有什么特别的地方？为何晚上不能吃？

Dr. 维多莉陈来解答

红肉虽含有较多的蛋白质，但脂肪的含量也较高。而脂肪在胃肠道里消化所需的时间是最长的。晚上吃过多的红肉，可能会导致胃肠道整个晚上都在工作，身体无法得到真正的放松，从而使睡眠质量下降。

乳腺癌、前列腺疾病的概率会上升。当然，这并不代表这些食物都不能吃了，而是要调整一下食用比例。

关于各种肉类食物的比较，大家不妨参考看看：

1.跟白肉相比，红肉脂肪含量较多，其中猪肉脂肪含量最高、羊肉次之、牛肉最低。

2.红肉里尽管都是瘦肉，脂肪含量还是很高。

3.白肉中的鸡、鸭脂肪含量相对较低，不饱和脂肪酸含量较高。鱼肉的脂肪含量更低，并且含有更多的不饱和脂肪酸，是晚上摄取蛋白质较好的来源之一。

 那么猪排、牛排还能吃吗？

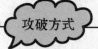 攻破方式

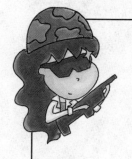

每个人都有自己的生活习惯，我觉得饮食、睡眠固然重要，身心都能得到平衡才会更理想。不用勉强自己不吃什么东西，其实每种食物都有它的营养特点，例如红肉富含矿物质（铁、锌）并更容易被人体吸收。不过，建议你每天动物性食物摄取 50 ～ 75 克、鱼虾类 50 ～ 100 克即可，避免每一餐都是大鱼大肉。

地雷食物
3   麻辣食物——吃香喝辣，刺激肠胃，扰人清梦

辣椒、芥末、花椒、胡椒、大蒜、姜这些食物，吃下后会产生热能，加速身体的新陈代谢，也有暖胃的效果。看起来它们好像对身体不会造成什么伤害，但其实这一类辛香料都具有刺激性，可能会导致你无法安然入眠！

这是因为吃完过多的辛辣食物后，人体在消化过程中会损耗掉体内的促眠介质，又因会加速新陈代谢的缘故让心跳变得较快，反而会让人过度兴奋。

而且，像麻辣火锅或姜母鸭这类冬日进补的炖品，除了口味辛辣之外，上面通常还铺有一层厚厚的油脂。如同前面提到的，高油脂食物容易造成消化困难，尤其是平日肠胃功能欠佳者，例如胃食道逆流、胃溃疡患者务必要谨慎食用。

Q 吃辣真的会让人睡不好吗？
究竟有多大的影响？

Dr. 维多莉陈来解答

曾经有一项实验：科学家让受试的年轻、健康男性在某一段时间的晚上吃下含有辣椒酱和芥末的餐点，结果发现与没有吃任何辛辣食物的夜间相比，他们睡得并不好。不仅熟睡的时间减少了，而且也需要更长的时间才能入睡。

这项实验对嗜辣者来说显然不是好消息，如果你也属于不辣便食之无味的人，建议在睡前2小时食用完，预留时间让胃消化，减少睡眠负担。

另外，在吃火锅、麻辣香锅等辛辣食物时，你是否也像大多数人一样，习惯来瓶冰镇汽水、啤酒痛快畅饮？这种吃法不但会损伤肠胃，含有气体的饮料还会在胃里形成胀气，大大影响睡眠。

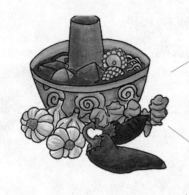

辛辣类：麻辣火锅、
大蒜、姜、辣椒要通
通避免哟！

先将辣油捞起

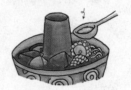

Q 我一到冬天晚上就想吃麻辣火锅，怎么办？

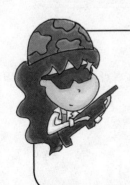

攻破方式

　　在吃麻辣火锅时先把浮在上面的辣油捞
起，搭配饮用温和的茶水或温水（很多火锅
店都有温茶水）。一方面，可以降低麻辣汤
头的浓度；另一方面，也能减少胃部不适，
快速让你的肠胃回到正常状态。

地雷食物
4　产气食物——恼人的胀气也会夺走你的睡眠

你应该知道肚子胀气会造成失眠是千真万确的哟！研究发现，若睡前肚子里充满气体，确实会影响睡眠。为什么会产生胀气呢？主要有以下两个原因：

1. 饮食习惯不佳。 现代人吃东西的习惯很差，因为生活节奏太快，每时每刻都处于紧张的状态。为了追求事事高效率，吃东西的速度也变得很快，甚至已经到了随便的程度。吃太快、吃很撑，还有边吃饭边讲话等不良习惯，都会造成肠胃消化不良，引起胃胀气。

2. 食物引起。 有些食物易使人产生胀气，如常吃的青椒、地瓜、面包、豆类等。高脂肪的食物及乳制品，如冰激凌、快餐（尤其搭配可乐、雪碧等碳酸饮料时）会引起更严重的胀气，也是导致肠胃无法好好工作，甚至损害胃肠道黏膜的不健康食物。这些食物还会给身体带来多余的热量，增加发胖的风险！

不过，容易引发每个人胃胀气的食物不尽相同，只要你的饮食够均衡、多样化，无论吃任何食物都秉持不吃过量的原则，再加上自我观察哪些食物会引发胀气，避开它们或少吃一点，就能降低肠胃胀气、消化不良的发生了。

哪些食物容易引发胀气？

Dr. 维多莉陈来解答

以下是常见的产气食物，建议你在食用后观察自己的身体是否有特殊反应，再做选择。

① 韭菜、洋葱、青椒以及花菜、白菜、包心菜等十字花科蔬菜。

② 地瓜、芋头、马铃薯、玉米、全谷类食物含有多糖类与膳食纤维，一下吃太多易胀气。

③ 黄豆、红豆、绿豆、豌豆等豆类食物富含低聚糖，而人体用来分解低聚糖的消化酵素较少，无法被小肠消化吸收，到达大肠时就会被肠内细菌发酵成为气体。

④ 过多的面包、糕饼、甜点，在体内无法被消化完全后进入大肠，也会产气。

面包、地瓜都是我爱吃的食物，但它们都会让我胀气，怎么办？

攻破方式

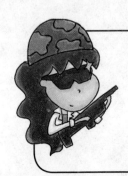

无论吃任何东西，都要细嚼慢咽，每吃一口，便在心中默数30下再咽下。此外，维持少量摄取的好习惯，或将容易引起胀气的食物分散在不同时间食用，就可以减少胀气的产生。

地雷食物 5

酒精类——睡前来杯酒，反会破坏睡眠

睡前喝酒能助眠，这是很多人都有的刻板印象。一小杯酒下肚后，身体很快便能感到温暖，比平常更容易入睡，因为酒精具有抑制人体中枢神经的作用，少量饮用会使人有一种放松、飘飘然的感觉，可以使人在短时间内进入梦乡。但是你会发现：很快入睡之后，下半夜可能会很快醒来，而且很难再次睡着。长远来看，酒精反而会引起失眠。

特别是当酒精被身体分解、代谢，因利尿作用必须起床上厕所，或者因为感到口干舌燥，中途醒来喝水，或者引发宿醉、头痛等，睡睡醒醒，反而更不利于睡眠。

当身体习惯酒精，甚至依赖酒精以后，需要借助更多酒来帮助入睡。要是哪天突然不喝了，严重者还会失眠。这样一来，酒非但不是助眠好物，倒变成睡眠杀手了！

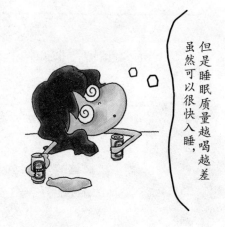

虽然可以很快入睡，但是睡眠质量越喝越差

Q 我喝完酒睡得很好啊，

为何你说睡前喝酒会造成失眠？

Dr. 维多莉陈来解答

这个部分主要用来提醒经常喝酒的人。酒精在短期内的确能让人快速入眠，它可以缩短入睡时间、让人快速进入沉睡状态。但分析很多失眠者的情况后会发现：这两种效果和抑郁症药物的作用类似。

因此，习惯睡前喝杯酒的人要注意：你的情绪是否已亮起红灯？是否有抑郁症的前兆？另外，酒精对身体的影响还有：中断睡眠，让睡眠变成若干片段，并让人进入沉睡时过度镇定，可能引起干扰呼吸的睡眠中止症。

整体看来，酒精对睡眠是没有帮助的哦！

Q 我难得下班才能喝酒，假如晚上不喝上一点酒，真的很难受！

攻破方式

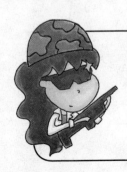

偶尔小酌一杯的人，只要把饮酒时间提早到睡前 1 小时，即喝完酒 1 个小时后再入睡，让酒精部分代谢了，较不会影响睡眠。

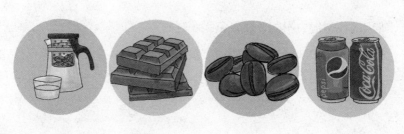

茶类: 乌龙茶、　　　巧克力　　　　咖啡　　　　可乐
绿茶、红茶

地雷食物 6

含有咖啡因的食物——有助提神，
让你夜晚比白天更清醒

　　大家都知道，要提神醒脑、赶走困意，来上一杯香醇咖啡或能量饮料准没错，其作用就来自于里面含有的咖啡因。这是因为咖啡因能促进肾上腺素的分泌，让身体处在一种兴奋状态，而且咖啡因还会抑制褪黑激素的分泌，所以会使入眠变得难上加难。

　　此外，红茶、绿茶、乌龙茶、可乐、巧克力、热可可等都含有咖啡因，一般来说，2 杯茶所含的咖啡因等于 1 杯咖啡。商家为了提升某些饮品的风味，茶的浓度说不定更高。

　　通常人体代谢咖啡因的时间为 2 ~ 4 个小时，但每个人对咖啡因的代谢能力不同，建议自我观察看看。如果发现自己的体质对咖啡因比较敏感，或代谢速度没那么快时，就要尽量避免在夜间或睡前摄取，就连下午茶的饮品和点心，也要少碰含有咖啡因的食物。

 我已经改掉晚上喝咖啡的习惯了，
　　怎么还是睡不好？

Dr. 维多莉陈来解答

　　曾经有病人问过我类似的问题，我建议你重新审视自己所吃的东西。提醒大家：除了咖啡，许多食物里也含有咖啡因，很多人虽然没有喝咖啡，却在不知不觉中摄取了高浓度的咖啡因。前页所说的食物要尽量避免哦！

Q 我不喝咖啡一整天都会没精神，怎么办？

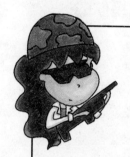

攻破方式

虽然咖啡因会对睡眠造成一些影响，但只要在饮用时间上做调整，你还是能享受喝咖啡、品红茶的乐趣！

任何食物都需要代谢的时间，咖啡因的作用时间同样也有限，在食用完含咖啡因的食物 3 ～ 6 小时内，身体的咖啡因浓度会下降到一半以下。你只需在下午 3 点前喝完咖啡，到晚上 12 点上床睡觉前，体内咖啡因的浓度大约已代谢到不会影响睡眠的状态。只要下午 3 点前吃完提神食物，就不怕晚上翻来覆去睡不着了。

好眠食物：最日常的营养，就是你的最佳天然安眠药！

前面列举了不少地雷食物，可能让很多人误以为：好像很多东西都不能吃，晚餐是不是要挨饿了？其实不然，这一小节要破解大家对睡前不能吃的疑惑！

选择好食物、吃对方法，可以成为无副作用的安眠药，且助眠指数不亚于药物哦！

好的食物除了能提供人体所需的营养成分，维持健康之外，对情绪稳定、压力释放也有不小的影响。与药物相比，从食物当中摄取的营养较天然，也不容易摄取过量。想改善你的睡眠质量、防止失眠吗？把下面这些东西加进你的菜单里吧！

助眠的大脑激素：血清素 (Serotonin)

血清素 (Serotonin) 是一种与大脑相关的激

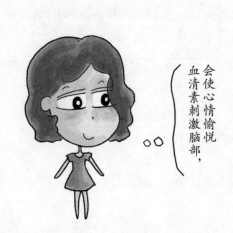

会使心情愉悦，血清素刺激脑部，

素。人体脑部的血清素一旦失衡，会使人失去控制情绪的能力。

血清素的特别之处，就在于它可以帮助我们调控情绪和压力，令人感觉安详、舒畅、开心、幸福。除此之外，它也可以让人专注、一夜好眠。简单来说，血清素是很好的大脑激素。

增加血清素的 4 个好办法

POINT 1

摄取含有色氨酸的食物，如牛奶、香蕉。

POINT 2

多吃含有叶酸的食物，如大部分的绿色蔬菜、水果，菠菜含量最多。

POINT 3

多食用含有碳水化合物或 Omega-3 脂肪酸的食物，如全谷物、深海鱼。

POINT 4

晒太阳！国外有研究发现：天气晴朗时，人体大脑制造的血清素比日照较少的时候更多。

好眠营养素 TOP1: 色氨酸

　　血清素（serotonin）是一种神经传导物质，又被称为大脑幸福分子。因为它能让我们情绪稳定、心情放松，进而带来睡意。不过，这种快乐元素需要原料才能制造，这个原料叫作色氨酸(tryptophan)。

　　色氨酸是一种人体无法自行合成的必需氨基酸，所以若想获得这类氨基酸，就必须从食物中摄取。也就是说：若想睡得好，晚餐就要尽量摄取含有色氨酸的食物。

　　虽然动物性食物中的色氨酸含量较高，但却不建议晚上吃，尤其是高油脂的肉类。应选择低脂、清爽的鱼肉、鸡肉、奶等，最好再搭配碳水化合物食物。两者一起食用，会刺激胰岛素的分泌，协助更多的色氨酸进入大脑合成血清素，从而增强助眠的作用。

　　糖类的最大来源是全谷物，建议选择糙米、燕麦、全麦制品来吃。它们除了能帮助色氨酸吸收，还能提供较多的 B 族维生素，同样有助睡眠。至于高糖分的淀粉类精致食物，如甜面包、蛋糕等，容易导致血糖产生较大的变化，这对睡眠而言可不是件好事。

人体不能自行合成、需从食物中摄取的必需氨基酸

维持健康所需的必需氨基酸（Essential Amino Acids，EAA）共有9种。一般选择食物时，蛋白质营养的高低，就是以人体所需的必需氨基酸的均衡性来判定，均衡性越高的蛋白质，其生物价值越高，我们称之为完全蛋白质，也是可以多摄取的食物。

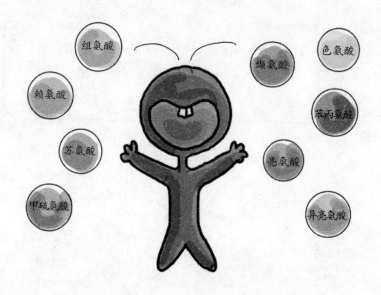

Q 晚餐可以多吃的含色氨酸
较多的食物有哪些？

Dr. 维多莉陈来解答

一般来说，有几种类型的食物含有这种好的蛋白质：

1. 动物性食物里含有的色氨酸较多，例如鱼、肉类、奶类（牛奶、酸奶）。

2. 其次是豆类，黄豆、豆腐有较高含量的色氨酸。

3. 小小的坚果类食物也有，芝麻、葵花籽、南瓜籽与花生中的含量较高。

4. 水果中含的色氨酸较少，香蕉含量最高，奇异果也含有一些。

富含色氨酸的食物

01 火鸡肉

每 100 克即含有 491 毫克的色氨酸，居肉类食品之冠，而且它的脂肪含量也是肉类里最低的，可说是真正拥有优良蛋白质的白肉哦！也可选择市场上就能买到的鸡肉，记得要挑里脊肉或鸡胸部位，每 100 克含有 330 毫克以上的色氨酸。

02 小麦胚芽

喝牛奶或豆浆时不妨加一些进去，每 100 克能提供 321 毫克的色氨酸。其他如麦片、综合谷粉、麦芽饮品或全麦类制品，含量虽没有小麦胚芽的高，但每种摄取一些，加起来也很可观！

03 白芝麻

每 100 克能提供 463 毫克的色氨酸，黑芝麻也有将近 400 毫克的含量。取一汤匙磨成粉撒在饭或沙拉里，或拌入牛奶、豆浆里，就能轻松摄取让你好眠的营养素。

04 南瓜籽

每 100 克能提供 594 毫克色氨酸，葵花籽、腰果也有 300 多毫克的含量。不过这些坚果类同时也含有较多的油脂与较高的热量，每天最多摄取一汤匙即可。

05 黄豆

所有豆类中含色氨酸最丰富的，每 100 克能提供 532 毫克的色氨酸，用纯黄豆做成的豆浆粉也有 477 毫克。晚餐吃上一碗黄豆饭或喝点温热的味噌汤是不错的选择。

06 海产品

虾米、干贝、小鱼干，每100克都含有500毫克以上的色氨酸，柴鱼片中的含量更是高达近700毫克，而大部分鱼类中都有200～300毫克的含量。晚餐安排适量的海鲜清淡料理，既可减少肠胃负担，又能提升体内的血清素。

07 乳制品

乳制品应选脱脂或低脂为佳，而且同量的脱脂即溶奶粉与全脂即溶奶粉相比，每100克又多出73毫克的色氨酸，但鲜奶、调味乳、乳饮品中的色氨酸含量则偏低。

08 鸡蛋

蛋类也是人体理想的蛋白质来源，但不建议经常吃煎蛋或放很多油、半煎炸的烘蛋哦！尤其是晚上，想摄取有助好眠的色氨酸，水煮蛋或茶叶蛋才是首选。

好眠营养素 TOP2： B 族维生素

不像维生素 A、维生素 C 只有一种，B 族维生素又分为：维生素 B_1、维生素 B_2、维生素 B_6、维生素 B_{12}、烟碱素、叶酸等 8 种水溶性维生素，因此被称为 B 族维生素。它最大的作用就是维持神经肌肉的协调性，安定神经系统，抚平烦躁不安的情绪。

B 族维生素里的维生素 B_6 会帮助大脑制造血清素；缺乏叶酸则会导致精神疾病，包括失眠、抑郁和早发性痴呆。医学研究也表明：有失眠、睡眠不佳、疲倦困扰的人，通常也有缺乏 B 族维生素的情况。然而，人体无法自行合成大部分的维生素 B，必须从食物中摄取或从营养品里得到补充。

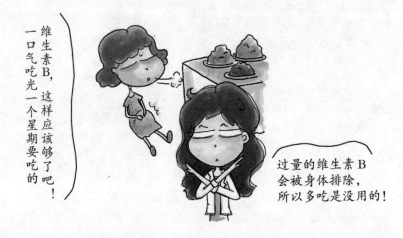

维生素 B，一口气吃光一个星期要吃的，这样应该够了吧！

过量的维生素 B 会被身体排除，所以多吃是没用的！

含有丰富 B 族维生素的食物有：

1. **奶蛋类**：蛋黄、牛奶。

2. **肉类**：猪肉、动物肝脏、牛肉。

3. **全谷类**：糙米、麦片、酵母（粉）、全麦制品、小麦胚芽。

4. **蔬菜类**：尤以绿叶蔬菜为多。

由于 B 族维生素之间会互相产生协同作用，因此同时都摄取一些，才能发挥最大效益。而且能从天然的食物中获得最好，如果服用保健品，过量的话反而会提振精神，让失眠问题更严重！

维多莉陈小·提醒

由于 B 族维生素是水溶性维生素，易溶于水，也容易被代谢，所以需要天天补充。不要以为一个星期补充一次就够了，要每天酌量食用，固定补充，这样才能维持比较好的效果哦！

既然能从这么多食物中摄取 B 族维生素，

为什么还会出现缺乏的情况呢？

Dr. 维多莉陈来解答

这是因为：

1. 平常吃的谷类主食(白米饭、白面条、白面包、蛋糕、饼干等) 都经过精致加工，把含有丰富 B 族维生素的外层麸皮去除了。

2. 新鲜蔬菜、水果吃得太少。

3. 食物中的 B 族维生素容易被高温破坏，大火烹煮、反复加热会使 B 族维生素丧失。

4. 含糖饮料、甜食、酒精饮品都需要 B 族维生素帮助代谢，因而加快 B 族维生素损耗的速度。

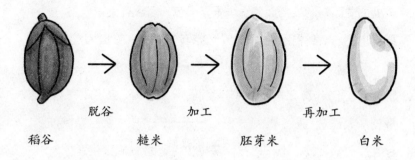

脱谷 → 加工 → 再加工

稻谷　　　　糙米　　　　胚芽米　　　　白米

富含 B 族维生素的食物

1. **动物内脏**：适量的动物性蛋白质是摄取 B 族维生素的好来源，其中肉类的含量较高。尤其是维生素 B_{12}，吃素食的人容易出现缺乏的问题。

在肉类的可食用部分中，猪肝、鸡肝的维生素 B_2、维生素 B_{12} 及烟碱素的含量特别高，心脏、肾脏中的含量也颇为可观，平常不妨摄取一些。但对于有高脂血症或尿酸过高的人来说，这一类内脏还是少吃为好。

2. **未经加工的全谷物类**：举例来说，保留麸皮、胚芽与胚乳的糙米比起去除麸皮的胚芽米，B 族维生素的含量更高。而完全不含麸皮及胚芽的白米饭，B 族维生素的含量则更低。以整粒小麦磨成的面粉制成的面条、饼干、面包，因含有大量麸皮与胚芽，所以也比一般的白面条、糕点，含有较多的 B 族维生素。

只要将其中一餐习惯吃的白米饭、面条改成全谷类主食，如糙米饭、五谷饭、黑糯米饭或荞麦面、全麦面等，也可以在煮饭时，顺便加入适量红豆、绿豆、黑豆一起煮，这些未经过精制加工、保存原貌的食物，都可以让你获得较完整的 B 族维生素。

3. **深绿色蔬菜**：除了含量最多的芦笋之外，菠菜、油菜、空心菜、地瓜叶、芥蓝等叶菜类与西蓝花，都是摄取叶酸的绝佳来源。每天应至少吃 1～2 碗深绿色蔬菜，为了不让营养流失，蔬菜的正确清洁及处理方法一定要先学会。先以清水粗略清洗一遍，再放在洗菜篮里用流水（打开水龙头后呈现一条细细的小水流）连续冲洗约 10 分钟，最后再用大量清水洗一次。尤其是生菜类的蔬菜，更要彻底清洗干净。

这类蔬菜在处理时也要特别留心，把接近根部约 1 厘米处先切除，因为这里最容易聚集农药。一叶一叶剥开用流水冲洗干净，尤其接近根部的地方要特别注意。

为避免叶酸因过度烫煮、溶于水而流失，建议采取快炒、微波或快速汆烫的方式加以烹调。

4. **啤酒酵母粉**：以大麦及啤酒花为原料制成，含有丰富的 B 族维生素，氨基酸的含量也高，是补充优质蛋白的不错选择，你可以加入牛奶、酸奶、豆浆、果汁或生菜沙拉里一起食用。其他酵母产品，适量补充同样也有助眠作用。不过，因为酵母粉含有较多矿物质，肝肾功能不佳或患有慢性疾病者，摄取前应向医师或营养师咨询。

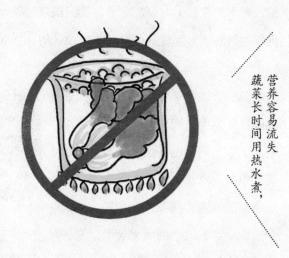

营养容易流失
蔬菜长时间用热水煮，

好眠营养素 TOP3：复合性碳水化合物

很多人认为晚上吃淀粉类食物会发胖，所以晚餐完全不碰淀粉类食物。其实这个观念是错误的！淀粉有助于血清素增加帮助睡眠，且碳水化合物有利于胃肠道消化，睡前吃一点反而有安眠作用。碳水化合物并不可怕，善于选择好的碳水化合物才重要。

大家对碳水化合物的印象，往往停留在米饭、面食、糕点、马铃薯、地瓜等精致淀粉类食物上，因为吃完会发胖，所以大家对它们往往避之唯恐不及！其实碳水化合物没有想象中那么可怕，碳水化合物也有好坏之分，我们摄取的碳水化合物，不仅来自谷类与豆类，也能从蔬菜、水果中获得。后面我会再跟大家简介单一和复合碳水化合物。虽然前面提到晚餐、睡前不要吃太多，避免加重肠胃负担而影响睡眠，不过带着饥饿感上床，同样也会让人睡不好。睡前2小时吃点复合性碳水化合物，像一小碗糙米粥、燕麦片、几片全麦饼干或如棒球般大小的水果一个，都有不错的助眠效果。

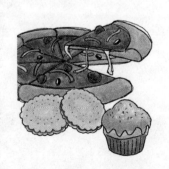

比萨、蛋糕、饼干等精致食物属于单一碳水化合物

Q 碳水化合物也有好坏之分？该怎么判断？

Dr. 维多莉陈来解答

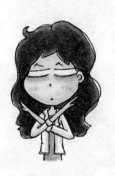

1. 单一碳水化合物：这是不好的碳水化合物。成分大多为果糖、葡萄糖或乳糖，吃下后很容易被分解，快速提供人体所需能量，例如白米、白面粉（制品）、白糖、饼干、蛋糕、土豆片、比萨、蛋卷等精致食物。虽然摄取后能很快得到满足，但也容易让血糖升高，过量的话还会造成肥胖。

2. 复合碳水化合物：这是好的碳水化合物。多来自未经精制加工的全谷类、蔬菜、水果，除了糖类之外，还含有丰富的维生素与矿物质、膳食纤维。因为成分较复杂，人体会以比较缓慢的速度进行消化分解，因而能提供稳定的能量，也可以维持较长时间的饱足感。并且，它还能帮助体内血清素增加，带来愉悦的心情，让你平和地睡上一觉。

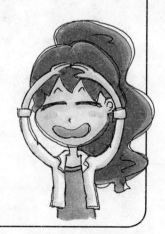

富含复合性碳水化合物的食物

01 全麦制品

全麦面粉的营养成分比白面粉更完整。也就是说，吃全麦面包、意大利面（含麸皮）比狂啃一个奶酥或菠萝面包，或者吃一碗面线更健康！不过要注意，有些市售的全麦面包使用了焦糖色素或香料让外表看起来很像全麦制成，但其实不是全麦产品，建议购买时看清标示或选择可信赖的食品供应商。

02 糙米

内含的膳食纤维比白米高出10倍以上，B族维生素及人体所需的钙、镁、钾、铁等矿物质含量也很丰富。同属全谷类的黑糯米、燕麦、高粱、薏米也都是可以多食用的主食。

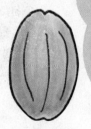

糙米、燕麦等全谷物类比白米更有营养

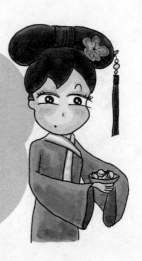

03 莲子

之前收视率很高的电视剧《甄嬛传》里特别提到百合莲子汤可帮助解忧、改善睡眠，这可是有根据的！莲子除了富含的碳水化合物外，还有含量可观的蛋白质，钙、磷、镁、锌、铁的含量也比很多食物高。中医认为它是安神养心的好食物，加点银耳、红枣一起煮成甜品，或与鸡肉煮成咸味，都是理想的晚餐附汤选择。

04 水果类

含有丰富的膳食纤维与抗氧化物质，是可以多加食用的碳水化合物。台北医学大学保健营养系曾做过一项研究发现：原本有睡眠障碍的人每天睡前1小时吃2个奇异果，连续4周之后，睡眠质量（入睡时间缩短、睡眠时间延长）改善许多。当然，你不只有奇异果一种选择，其他如西红柿、苹果、香蕉、柑橘类等也可以。但是，请记得新鲜水果才是上选，罐头水果或经过加工的果干，热量与糖分都偏高，对身体、睡眠都会造成负担！

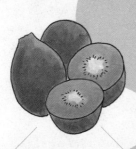

富含膳食纤维、抗氧化物

153

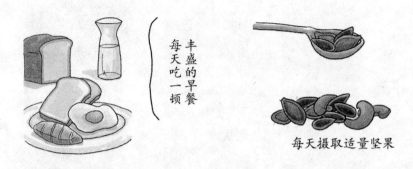

丰盛的早餐 每天吃一顿

每天摄取适量坚果

好眠营养素 TOP4：钙及镁

在矿物质中，钙和镁对人体皆有稳定神经细胞、放松肌肉的作用，除了可以安定神经、解除疲劳外，还具有改善失眠的效果，以下分别介绍给大家认识。

1. 钙

钙质不足，对骨骼健康影响很大。但是你知道吗？睡眠质量差也可能跟缺钙有关！钙质与人体的神经传导物质合成相关，有稳定情绪、放松肌肉、消除紧张的作用，所以一旦缺乏就容易出现肌肉酸痛、失眠症状。根据台湾地区"卫福部"建议，一般成年人每天应摄取 1000 毫克的钙质，但调查发现有 80% 以上的成年人钙质摄取量都达不到标准！吃钙片补充是一个来源，但均衡的饮食也能获得足够的钙质。

2.镁

另一个矿物质好搭档——镁，可别忽略了。当人体缺乏镁时，一样容易出现焦虑、情绪起伏大的情况，使入睡难度增加。钙和镁加在一起，便成为最棒的天然镇静剂！而镁的摄取其实就在日常生活的食物中，特别是植物性食物，包括全谷物类、绿色蔬菜、豆类、坚果与种子类，肉类与水果中的含量则偏低。

Q **喝咖啡时加上牛奶，同样也能补充钙质？**

Dr. 维多莉陈来解答

我发现现在有很多年轻人都不敢喝牛奶，于是早上会用一杯拿铁作为补充，其实这样的观念是错误的！咖啡加上牛奶后，会产生不稳定、难以消化的乳化液，喝多了反而会对肝及胃造成负担。

只吃含钙食物还不够，还需要阳光！钙质进入人体后并非马上可以被利用，必须透过活化性维生素 D 刺激携钙蛋白，才能使钙质进入体内，进而发挥作用。但维生素 D 并非靠食物就能获得，它需要靠阳光日晒合成，并经过肝肾活化。

亚洲女性普遍习惯防晒，出门时把自己裹得严严实实的，生怕变黑变丑。不然就是躲在室内当宅女，结果身体必需的维生素 D 无法合成，从而造成长期缺钙，上年纪后容易发生骨质疏松、骨折的问题，得不偿失。其实，只要避开太阳最强烈的时段，适度接受日照是有好处的，美女们可别把太阳当成天敌！

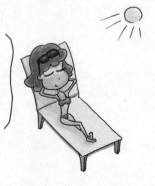

别怕变成黑美人补充维生素 D，偶尔晒晒太阳，

富含钙及镁的食物：

1. **乳品：**一杯240毫升的牛奶约含有260 ~ 300毫克的钙质，且牛奶内含有乳糖，可以帮助钙质的吸收。患有乳糖不耐症、一喝纯奶就拉肚子的人，则可改喝酸奶。每天1.5 ~ 2杯，选择低脂（酸奶建议选无糖）为佳。

2. **小鱼干：**因为是整只连鱼骨头一起食用，因此只要1汤匙分量就能提供约100毫克的钙质，等量的鱼脯也一样。其他像虾皮、虾米这些小小的海产干货，都含有为数不少的钙质。带骨的鳗鱼、鲭鱼或沙丁鱼等鱼罐头也含丰富钙质，但盐分过高，适量食用为好。

3. **小方豆干：**黄豆及各种豆制品都是含钙多多的食物（唯鸡蛋豆腐与嫩豆腐含钙少），其中又以常见的方形小豆干含钙量最高。若以1块小方豆干约40克计算，吃上2块即可获得600毫克以上的钙质，这已超过每日钙质所需量的一半。

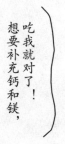

想要补充钙和镁，吃我就对了！

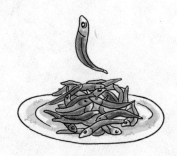

4. **干海带**：钙与镁的含量都很高，同种类的紫菜、发菜等海藻食物也含有助人好眠的营养成分。将干海带加水熬成高汤、做成料理，便能轻松摄取里面的矿物质。如果再加入小鱼干一起煮汤，助眠营养就更丰富了！

5. **腰果**：是富含镁的代表性食物，同属坚果种子类的杏仁、南瓜籽、葵花籽、松子与花生也不错。它们不仅能直接食用，也能用来入菜，例如与虾仁、鸡肉同炒或撒在沙拉上。但要注意这一类食物同时含有脂肪，应适量摄取。要选择未经调味的烘焙产品，市面上添加糖或盐的坚果则尽量不要购买。

6. **豆类食物**：以黄豆的含镁量最高，黑豆、红豆、精米豆、大红豆、绿豆等各种豆类都是摄取镁的理想来源。不过，像豌豆、绿豆仁、毛豆或经过加工的豆制品，镁的含量就没有那么高了。